硬尖神香草物质组成及其抗哮喘机制

铁偲　高天乐　戎晓娟 等　著

Chemical Composition of
Hyssopus cuspidatus Boriss.
and Its Anti-Asthma　Mechanisms

中国林业出版社
China Forestry Publishing House

图书在版编目（CIP）数据

硬尖神香草物质组成及其抗哮喘机制 / 铁偲等著.

北京：中国林业出版社，2025.4. -- ISBN 978-7-5219-

3232-4

Ⅰ. R282.71；R29

中国国家版本馆 CIP 数据核字第 2025RP4851 号

YINGJIAN SHENXIANGCAO WUZHI ZUCHENG JIQI KANGXIAOCHUAN JIZHI

策划、责任编辑：许　玮

封面设计：刘临川

出版发行　中国林业出版社

　　　　　（100009，北京市西城区刘海胡同 7 号，电话 010-83143576）

网　　址　http://www.cfph.net

印　　刷　河北鑫汇壹印刷有限公司

版　　次　2025 年 4 月第 1 版

印　　次　2025 年 4 月第 1 次印刷

开　　本　710mm×1000mm　1/16

印　　张　7　　彩页　10

字　　数　150 千字

定　　价　60.00 元

《硬尖神香草物质组成及其抗哮喘机制》

编写人员

主　编　铁　偲

副主编　高天乐　戎晓娟

编　委　郑　昕　韩燕星　王璐璐

　　　　林　媛　李树峰　张志利

前　言

本书是关于硬尖神香草(一种新疆维吾尔医学特色药材)物质组成及其抗哮喘机制研究的阶段性总结。中药作为中国传统文化的重要组成，一直以来都是中国面向世界的一张极具魅力的名片。有关中药的活性物质以及起效机制始终是学界研究的热点，特别是伴随着近年来国内乃至世界对中医药关注度的持续提升，如何将中药的特点、优势以一种更易于大众认识和接受的方式讲清楚、讲明白，成为当下所有研究者面临的挑战，同时也是巨大的机遇。此前已经有大量的研究珠玉在前，很多中药、药学专业的研究者分别从不同的角度开展了相关的探索。我学习的专业一直都是分析化学，现在从事的工作也以分析化学为主，跨界开展中药相关的研究工作，天然就是双重角色，一方面既是中药的研究者，另一方面也是信息的接收者。由于专业背景上的差异，我们可能为中药的研究提供一个不一样的视角——以中药物质组成规律为着眼点，探索由其引发的调控过程，从而阐述中药的药效机制。

就是本着这样朴素的想法，我们在过去10年左右的时间里断断续续开展硬尖神香草抗哮喘机制的研究与探索。选定这样一味内地并不常见的药材，还是得益于2016年的援疆经历。这段经历不仅仅给了我一个领略西域风情、结识可靠研究伙伴的机会，同时也让我被疆内丰富而独特的药材资源深深折服，一批如雪莲、软紫草、硬尖神香草的新疆特有药材在用法与药效上给予我巨大的震撼。其中硬尖神香草，我更是有机会亲身体验了它抗哮喘的神奇疗效。仅仅是通过简单的泡水服用，就很大程度上控制了我经年的哮喘，而独特的芬芳以及微甜的口感使得它更像一种茶饮。切身经历驱使我援疆结束后在朋友们的帮助下继续开展这一味药材的研究。

在研究的起始，我们试图以硬尖神香草的物质组成为出发点，通过对物质组成的化学重构阐述其对人体的调控过程。但这一想法在一开始就受到了巨大的挑战，硬尖神香草的物质组成极为"平均"，我们并未发现其中主要的组成成分，绝大部分物质含量都在0.1%或者更低的水平，对于笃信"量效关系"的我们，这无疑是对研究方法学的巨大挑战。在最初几年的研究中，我们试图通过不同的策略来绕过这一问题，但是无一例外都被证明是不成功的，研究锚点的任何一点不确定都将在后续的研究中呈几何级数放大，导致最终结果陷入自证的逻辑混乱中。2021年对于我们的研究是一个重要的转折点，在终于有时间强迫自己慢下来，回顾之前的研究后，我发现物质组成的化学重构是开展所有研究的基石，是不可回避的。有了这样的想法后，我们认为剩下的研究工作就应该相对简单了，无外乎就是选定一个技术策略开展工作。但是在评估了现有物质组成分析技术后，我们发现基于对照品数据库的鉴定方法仍是当下可信度最高、可行性最好的策略，但是针对中药物质组成分析的数据库仍鲜见报道，自建数据库成为当时唯一的选择。看着冰箱里仅存的几十种天然产物对照品，对比依据预实验hit频率计算出来的数据库几千个化合物的理论最小容量，再统计下单个对照品的报价，一个惊人的总预算冲击了我很多天。在完全没有科研项目支持的情况下，是否有能力建成这样一个数据库对于彼时的我而言确实是一个问题。万幸的是我最后还是选择尝试一下，经过差不多两年的工作，2024年初我们完成了数据库的第一阶段建设，并据此开展了硬尖神香草的相关物质组成研究。这是我们第一次完成提取物干重50%以上的物质重构，这一结果对后续的研究策略与结果产生了深远的影响。我们以硬尖神香草物质组成为出发点，探寻其可能的抗哮喘机制与物质基础。

这一系列工作得以开展以及本书能够顺利成稿要感谢在研究工作中给予我们诸多帮助的朋友与同侪。我们在数据库构建的过程中能够避免"倾家荡产"或者"半途而废"的结局一定要感谢产业界和学术界朋友们的无私支持，大量免费的对照品是我们破局的唯一原因。而作为一个质谱实验室"死宅"，能完成这么一本不分析化学的书稿，更是离不开资源、植化、药理等诸多专业朋友们的鼎力相助。为此谨致诚挚谢意！

本书若侥幸偶有所得，应当感谢北京大学化学系诸位师长多年教导，感谢中国矿业大学(北京)煤炭资源与安全开采国家重点实验室、中国矿业大学(北京)提供开放的工作环境，以及诸位老师、同仁和朋友们的支持与帮助，在此一并谨致谢忱。至于本书的疏漏或不足之处，皆因笔者学识与精力所限，尚祈各位前辈、同侪不吝指正。

铁偲

2025年3月

目　录

1 研究背景

1.1 中药民族药发展现状与核心挑战

1.1.1 民族药是中药的重要组成部分，是中国特色新药研发的源泉

我国是一个幅员辽阔、资源丰富、自然环境复杂、历史悠久的多民族国家，每个民族在地理环境、气候水文、文化传统、风俗习惯、地域条件等因素的影响下，经过千百年的发展、积累、沉淀形成了具有自己民族特色的医药理论和药物体系。据初步统计，除中药外，全国 55 个少数民族，近 80% 的民族有自己的药物，其中有独立的民族医药体系的约占 1/3，形成了以维药、傣药、苗药、壮药、藏药、蒙药等为代表的民族医药体系。在过去长久的时间里，民族医药以本民族传统医药理论和实践为指导，立足本地矿物、动植物资源，为满足当地医药卫生需求，保障人民生命健康安全做出了巨大的贡献。新中国成立以来，由于党和政府的关怀、重视，民族药的发掘、整理、研究工作取得了显著的成果，出版了一批全国和地区性民族药专著。据有关资料报道，目前我国民族药已达 3700 多种。由于形成条件的巨大差异，民族药与中药间、各民族药间存在着天然的互补性，共同构成了我国传统医药的宝库，是我国新药研发的重要来源。

新疆作为一个拥有多元文化和多民族聚居的地区，其民族医药是中医药学宝库的重要组成部分，与当地的自然环境和民俗相结合，逐渐发展出独特的治疗体系，是我国珍贵的民族文化遗产。实践证明，新疆民族医药以其独具特色的辩证理论学说体系和丰富的诊疗经验，一直以来为居住在西部地区人们的健康保驾护航，为中亚各国传统医药的现代化发展提供新的思路。中亚各国及与新疆接壤的邻国如哈萨克斯坦、乌兹别克斯坦、塔吉克斯坦等国家在生活习惯、宗教信仰和语言文化等方面有诸多相似之处，对新疆民族医药有一定的理解和认同。因此，构建中药民族药国际市场合作平台，立足新疆、面向西北、辐射中亚，进一步推动中药民族药走向世界是中国特色新药研发的重要一环。

1.1.2 民族药是我国传统医药挖掘、研究的重要组成部分

以维吾尔医学为代表的新疆地区民族医药研究与内陆地区中医药在理论形成、适应证方面存在天然的互补性，是现阶段我国传统医药挖掘、研究的重要组成部分。由于地理、气候、少数民族基因差异等原因，新疆地区疾病谱与内地有着显著的差异，在过去千百年的临床实践中，维吾尔族医药在新疆基本医疗体系中发挥着积极作用，其在专科专病治疗方法上独具特点，以及在新疆其他地区高发疾病的预防、干预上积累了丰富的经验，形成了一批疗效确切的药材、成方。

1.1.3 维吾尔医药为我国健康卫生事业提供了重要的物质保障

维吾尔医药在国家支持和人民参与下不断发展，正朝着规范化、专业化的方向迈进。随着"一带一路"的发展，维吾尔医药在我国及国际上取得了一定的认可。祖卡木颗粒和通滞苏润江胶囊在乌兹别克斯坦被广泛应用。多家新疆医药企业在吉尔吉斯斯坦、哈萨克斯坦、乌兹别克斯坦等国家设立健康食品生产基地并注册上市。越来越多的维吾尔医药传入国际市场，许多药方如祖卡木颗粒、复方巴旦仁颗粒、复方一枝蒿颗粒等53个品种被纳入新疆基本医疗保险、工伤保险和生育保险药品目录。一系列国家和地方政策相继出台，促进了维吾尔传统医药的研究、保护和应用，越来越多的科研机构和高等院校开展维吾尔医药的科学研究，加快其现代化进程。近年来，维吾尔医药针对地方疾病，开发了一批具有特色的药物，如寒喘祖帕颗粒、热感赛比斯坦颗粒、养心达瓦依米西克蜜膏、益心巴迪然吉布亚颗粒、复方木尼孜其颗粒等在临床上被广泛使用，为解决疑难杂症积累了丰富的经验。同时，许多传统药物得到保护和整理，帮助传承维吾尔医药的文化遗产。如今，维吾尔医药的中西医结合日益深入，许多医疗机构开始尝试将西医诊疗模式与维吾尔传统医药结合，以期在治疗效果上达到最佳。

维吾尔医药作为我国传统医药的重要组成部分，经过长期的发展与积累，已经在现代卫生事业中发挥着越来越重要的作用。未来，维吾尔医药必须在保护与传承的基础上，充分利用现代科技手段，提高自身的科学性和有效性，为提高人类健康水平做出独特贡献。

1.1.4 中药现代化是当下我国新药研发的重要方向之一

随着近年来中国特色新药研究方案共识的逐步形成，推动中药现代化和进

一步挖掘已成为当下我国新药研发的重要方向之一，特别是以现代科学的语言阐述中药药效物质基础与起效机制是其中重要的一环，其意义不仅仅是阐述中药药效的起效过程，提升药效可信度、扩大受众范围，宣传传统医学，更重要的是实现中药资源保护利用现代化、工艺现代化、质控现代化，为进一步开展新品种的挖掘开发提供坚实的客观数据支撑。

中药现代化是指将传统中医药的研究方法与现代科学技术相结合，通过现代生物技术、化学技术以及信息技术等手段，对中药的有效成分、作用机制、临床应用及其安全性进行科学评估。在中药现代化的进程中，揭示其药效物质基础与起效机制至关重要。通过现代科学方法对中药成分的分析，提升药效的可信度，从而使更多的患者和医务工作者能够认识到中药的真正价值。此外，中药资源得到保护与利用同样是现代化研究的重要目的。通过明确中药的成分与功效，科学研究可以促使中药资源得到合理开发和利用，避免资源的浪费与环境的破坏。在当前全球可持续发展的背景下，合理利用中药资源，既能满足人们对健康的需求，也有助于保护生态环境，实现经济发展与生态保护双赢。随着生活方式的改变和对健康理念的重新审视，越来越多的人希望寻求安全、自然的保健方式。中药的现代化使其更符合现代人对健康的需求，为中药在全球范围内的推广提供了新的契机。通过科学研究和创新技术，中药能够展示其独特的价值和优势，成为现代医学的重要补充。推动中药的标准化和质量控制也是现代化研究不可或缺的一环。现代化的研究方法为中药生产提供了标准化的依据，不仅提升了中药的质量控制水平，还确保了中药的安全性和有效性。标准化的生产流程和严格的质量管理能够使中药在国际市场上具备更强的竞争力，促进中药在全球范围内的流通与应用。

因此，根据中药民族药多组分、多靶点、整体性的复杂特点，以科学方法阐明此类中药民族药的临床疗效和作用机制，是中药民族药继承、发展、创新的关键科学问题。

1.1.5 维吾尔医药研究基础有待加强

应当注意的是，相较于中药现代化的进展，受限于维吾尔医药组成特色、地域要素、时空因素等，维吾尔医药物质基础的研究虽取得了一些进展，但大部分药材、复方的研究仍处在相对早期的描述性数据积累阶段，甚至部分维吾尔医药的重要药材还存在相当程度的混用情况。

目前，大多数维吾尔药材的研究仅仅停留在经验总结和传统应用的初始阶段，主要是由于民族药基础研究薄弱、基原不清、炮制机理不明、药材标准"倒挂"现象突出、有毒药材缺乏足够的安全性研究数据支撑、指标成分的有效性证据不足或缺失等问题，限制了药材/饮片以及制剂质量标准的提升，妨碍了饮片/制剂的质量一致性评价，影响了制剂工艺优化及大品种二次开发，成为严重制约民族药发展亟待解决的科学问题。此外，维吾尔医药的传统使用习惯与现代医学的结合也面临挑战。在现代医学体系下，如何有效整合维吾尔医药的优势仍需探索。科学验证是现代医疗体系的基石，而传统医药发展必须借助现代科学研究给予支持。如何弥合传统与现代之间的鸿沟，是现阶段维吾尔医药发展面临的一大挑战。

1.1.6 维吾尔医药现代化的有利条件

维吾尔医药药材来源广泛，其中大部分源自新疆本土种植，还有一部分通过古丝绸之路广泛传播和引入。维吾尔药材在国外主要分布于北非的埃及、南欧(地中海一带)、亚洲阿拉伯半岛、伊朗、中亚、印度、巴基斯坦等国家和地区。主要药材有安息香、苏合香、香没药树、洋橄榄等150多种，约占维吾尔医药常用药材的30%。内地药材有黑胡椒、白胡椒、荜茇、诃子、阿勃勒、余甘子、干姜、姜黄、莪术等180多种。因此，维吾尔医药不仅深受新疆各民族的信赖与认同，由于文化相近的天然优势，加上地理位置相邻，还受到许多中亚国家的认可。充分利用丝绸之路经济带的发展，进行传统民族药知识的交流，增加与国际医学界的合作，是新疆民族药和维药加速发展的一个机会。有助于为维吾尔医药引入新的理念和技术，促进成果的共享与转化，推动其与现代医学融合发展。

聚焦维药中常用的、药效明确的优势药材品种，以药效物质基础为抓手，厘清其物质组成特点，开展化学物质重构，推动药效机制的研究，从最广泛的角度阐述其作用，进而推动种质资源的保护、筛选、培育、可持续性利用，制药工艺的迭代，药物质控标准的提升，乃至新品种的开发。

选择维吾尔药材中优势品种作为研究对象既可以提升研究的效率，也可以确保研究成果直接服务于临床需求。比如选择在临床使用频率较高的药材、传统使用经验丰富的药材、药效明确的药材。这些药材在传统医药中已有悠久的使用历史，且其作用机制、主要成分大都得到了科学的验证。例如，神香草、新疆一枝蒿、紫草等药材已被广泛研究，具有明确的药效特征。这些药效的产生往往与药材中的多个成分及其相互作用有关。研究药材中活性成分的生物活性是理解药效物质基础的重要环节。通过分离、提取和鉴定方法，可以获得药材中的主要化学成分，进一步开展生物活性研究可以揭示这些成分在生物体内的作用机制。

深入理解药效机制，不仅可以揭示中药的作用路径，还可以为新药的研发提供方向。但中药成分复杂，往往通过多靶点、多途径整合共同达到治疗效果，这使得中药药效机制的研究面临挑战。开展化学物质重构、结合现代科技手段，如基因组学、代谢组学和蛋白质组学以及科学合理的临床试验设计，可以有效加快药效机制的研究进程。以科学方法阐明中药的临床疗效和作用机制，聚焦常用药材、明确药效物质基础、开展化学物质重构与药效机制研究，促进基础与应用研究的结合，为中药的未来发展奠定坚实的基础。从资源保护、育种、可持续利用、制药工艺的迭代，乃至药物质控标准的提升等多个角度进行深入研究，对于推动中药现代化、提高中药的临床应用效果具有重要意义。

1.2　硬尖神香草研究具有代表性意义

1.2.1　神香草基本介绍

硬尖神香草作为维药中广泛应用的药材品种，开展其物质基础的研究具有巨大的理论和实践价值。硬尖神香草（*Hyssopus cuspidatus* Boriss.）属唇形科，神香草为植物的干燥地上部分，是维吾尔族及哈萨克族民间习用药材，收载于《新疆维吾尔自治区维吾尔药材标准》2010 年版、《中华人民共和国卫生部药品标准：维吾尔药分册》。维吾尔名为"祖发"，被维吾尔医药广泛用于清热发表，化痰止咳，主治感冒发热，痰热，咳嗽[1]。《维吾尔药志》记载其"性二级热，味苦、辛，气芳香，具有温肺平喘、祛寒止咳、燥湿祛痰、发汗解毒、消炎退肿的功效"[2]。在我国广泛分布于新疆天山、阿尔泰山、准噶尔西部山地、帕米尔高原和昆仑山的山地草原，这些地区的气候条件适宜其生长，特别是在黄土高原和天山山脉的部分区域，常见大面积的生长群落[3]。

神香草在民间和临床得到广泛应用。古籍中记载神香草可"止咳化痰，消炎平喘，亦肤生辉，消除创迹，软坚退肿，消除耳鸣，活血化瘀，驱除肠虫。主治胸膜炎，肺炎，哮喘，百日咳，面色苍白，面部创迹，硬性炎肿，耳鸣，眼白血瘀，肠道生虫。"哈萨克医用神香草泡洗治疗小儿腹泻，疗效显著[4]；在一些地区，它被当作促进消化，缓解胃肠不适的草药；部分民族采用其根部或叶片作为局部涂抹的药膏，有镇痛消肿的效果[5]。临床上，硬尖神香草既可以单独使用，也可以与其他中药材联合制备成方剂，如谢日比提祖发阿日糖浆、谢日比提祖发巴尔得糖浆、罗欧克祖发添剂、寒喘祖帕颗粒等，其中尤以硬尖神香草为主药的寒喘祖帕颗粒应用广泛，寒喘祖帕颗粒是维吾尔族治疗哮喘的传统经验方[6]，主要由神香草、铁线蕨、小茴香等九味药材组成，具有镇咳、化痰、温肺止喘之功效。该方在临床得到了大量成功应用，早已被列入国家基药目录和国家医保目录，由于毒副作用小被列入妇儿急救目录。寒喘祖帕颗粒在预防和治疗呼吸系统疾病方面有独到之处，2020 年新冠肺炎疫情期间入选新疆维吾尔自治区疫情防控药品目录和新冠肺炎中医药防治方案，是名副其实的维药大品种，具有广阔的发展前景。硬尖神香草在民间和临床得到了大量应用，具有独特的疗效和临床价值，是新疆特色药材典型代表。

目前神香草以野生为主，人工种植较少，鉴于其在临床上的广泛使用，其市场供不应求。此外，"同名异物"的大苞荆芥常被当作神香草使用，同属的欧神香草 Hyssopus officinalis L. 同样被当作硬尖神香草入药使用，市场使用较为混乱。受不同地理、气候环境影响，以及加工、转运、贮藏的标准不一，再加上人工种植与野生品种质量有一定差异，导致硬尖神香草质量参差不齐。但目前神香草标准陈旧，各标准中仅有性状及显微鉴别规定，不能辨别药材真伪、评价药材品质优劣，难于把控药材质量。鉴于其作为新疆道地药材具有的长期民间药用历史及其在香料生产、食品工业等方面具有广阔的开发利用前景，建立神香草质量控制标准至关重要。因此，为确保神香草种质资源、质量提升及新药研发，制定和推广统一的行业标准迫在眉睫。

1.2.2 神香草具有确切的抗哮喘疗效

哮喘是一种异质性疾病，通常以慢性气道炎症为特征。其定义为呼吸系统症状的病史，如喘息、气短、胸闷和咳嗽，这些症状随时间和强度变化，并伴有不同的呼气气流受限[7]。全球哮喘患病人数目前已高达 2.6 亿人，因哮喘死亡人数约 43.6 万人[8]。哮喘的高发与现代社会的快节奏生活、环境污染、不良生活习惯等因素密切相关。城市化进程带来的空气污染、化工厂排放、交通尾气等对呼吸道的刺激，都可能诱发哮喘。此外，生活压力大、饮食不规律、缺乏运动等现代生活方式也增加了哮喘的发病风险。老年人群、儿童和吸烟者更容易患上哮喘，因而哮喘已成为影响各个年龄阶段的严重的全球性疾病，且患病率在全球范围内呈逐年上升趋势，这一现象在我国尤为明显。根据弗若斯特沙利文统计，中国哮喘患病人数高达 6590 万人，预计到 2025 年哮喘患者将达到 7150 万人，到 2030 年哮喘患者将达到 7800 万人[9]。哮喘严重危害人类健康，已被列入《世卫组织预防和控制非传染性疾病全球行动计划》和《联合国2030 年可持续发展议程》。

新疆深居内陆，气候以干旱和半干旱为主，大部分地区的年降水量不足300mm。干燥的气候和频繁的风沙天气，使空气中悬浮颗粒物（PM10、PM2.5等）浓度较高，极易引发或增加呼吸系统疾病。此外，医疗资源短缺，以及受少数民族传统生活方式和饮食习惯影响，哮喘等呼吸系统疾病患病率高于全国平均水平[10]。少数民族医药治疗呼吸系统疾病历史悠久，具有宝贵的经验，在哮喘治疗中运用独特的理论基础和丰富的实践经验，为防治哮喘提供了一种安全、有效的方式。

维药神香草治疗哮喘等呼吸道疾病已有多年的历史，古籍记载：适量神香草与适量蜂蜜和无花果煎汤内服可治疗胸膜炎、肺炎、哮喘、百日咳[11]；适量神香草、云香、无花果煎汤浓缩，加蜂蜜制成舔剂含服，可治疗肺炎、气急哮喘、久咳不愈、感冒[12]；取神香草、贝母、车前草各 9g，土木香 6g，水煎服，每日 2 次，用于治疗气管炎、咳嗽[1]。目前，临床上常用神香草与其他中药材制备的复方制剂入药，用于治疗急性感冒、寒性咳嗽及哮喘等。对于哮喘的综合治疗，不少研究开始探索神香草与西药的联合应用。在维西医结合诊疗支气管哮喘时，根据维吾尔医传统的治疗原则及方法，针对支气管哮喘患者病症特点，选取龙葵果、神香草、野葱等消炎、止咳祛痰功效药物，配制调节剂治疗；定喘穴贴敷治疗，并取睡莲花、甘草、罂粟子等具有平喘、解痉、祛痰草药调制漱口剂，加强患者症状控制。同时，使用多索茶碱片、多索茶碱注射液、注射用甲泼尼龙琥珀酸钠、沙丁胺醇气雾剂、沙美特罗替卡松粉吸入剂等成药，可减少支气管哮喘的发作及复发，提高疗效，降低复发率；其中沙丁胺醇气雾剂为支气管哮喘常用药物，属选择性 β2 受体激动剂，对支气管平滑肌 β2 受体具有明显激动作用，可有效促使支气管扩张，控制病症发展，且通过气雾吸入治疗，对心脏兴奋作用较小，安全性较高，可有效避免影响其他医疗措施[13]。联合用药能够提高疗效，减少西药的副作用。综上，神香草治疗哮喘等呼吸道疾病不仅具有丰富的历史经验，还具有显著的疗效，是维吾尔医治疗呼吸道疾病的常用药材。

1.2.3 神香草物质基础研究取得初步成效

对硬尖神香草化学成分的研究有助于理解其在复杂生物系统中的多重作用，

揭示其发挥药效的机制,推动药物创新,为中药的开发提供理论依据。当前已从硬尖神香草中分离出多种化合物,包括萜类(单萜、倍半萜、三萜)、黄酮类、挥发油类、酚酸类等[14]。

硬尖神香草中含有的黄酮类化合物主要包括黄酮及其苷、黄酮醇及其苷,是硬尖神香草药用的重要活性部位。目前从硬尖神香草中分离到的黄酮类化合物有三裂鼠尾草素、香叶木苷、蒙花苷、木犀草素、香叶木素、金合欢素、芹菜素、芦丁、金丝桃苷、胡萝卜苷、白杨素等21种黄酮化合物[15-19]。萜类化合物具有抗菌、抗疟作用,广泛存在于自然界。从神香草属植物中分离得到的萜类化合物总数不多,但包含各种类型,具体包括环烯醚萜、单萜、倍半萜、二萜以及五环三萜等。刘丹等[20]对硬尖神香草的化学成分进行了系统研究,从其95%乙醇提取物中共分离鉴定了15个倍半萜类化合物,张亚杰[21]对硬尖神香草提取物进行化学成分研究,从其乙酸乙酯部位中分离得到了8个三萜类化合物。酚酸具有清除自由基和抑制血栓形成的生物活性,可以抑制低密度脂蛋白的氧化,并具有抗炎作用[22]。Venditti A 等学者发现硬尖神香草富含酚酸类成分[23],具体包括奎尼酸的衍生物:绿原酸、新绿原酸、隐绿原酸、4-O-阿魏酰奎宁酸、5-O-对羟基苯甲酰奎宁酸,其中绿原酸的含量最高,其次为新绿原酸;多酚酸类成分:迷迭香酸、咖啡酸;羟基苯甲酸衍生物:丁香酸。此外,Shomirzoeva O 等学者[24]从硬尖神香草地上部分乙酸乙酯部位分离得到迷迭香酸、咖啡酸、迷迭香酸甲酯、4-O-咖啡酰奎宁酸甲酯以及3-O-咖啡酰奎宁酸甲酯。硬尖神香草中挥发油类成分丰富,薛敦渊等[25]对硬尖神香草去根全草采用水蒸气蒸馏,乙醚萃取,萃取物再经硅胶柱层析,硅胶制备薄层层析结合制备色谱、气相色谱分离,鉴定出32个化合物。符继红等[26]采用水蒸气蒸馏法获得硬尖神香草的挥发油提取物,通过气-质联用分析,采用计算机质谱图库检索技术对分离的化合物进行结构分析,共鉴定了39个成分。买买提江·阿布都瓦克等[27]采用正己烷为提取溶剂,首次研究了硬尖神香草花挥发性的成分。通过气-质联用技术,以及计算机质谱图库检索对分离的化合物进行鉴定,共鉴定出46个成分。吕红红等[28]通过对硬尖神香草挥发油总离子流色谱图中的各个峰进行面积归一化法计算,共鉴定出了36种化合物,其中含量较高的有 D-大叶香根烯(18.67%)、B-大叶香根烯(15.61%)、反式石竹烯(8.04%)、(+)斯巴醇(4.11%)等。2022年,付晓等[29]研究发现硬尖神香草挥发油主要有2-异丙基-5-甲基-9-亚甲基双环[4,4,0]-1-烯(11.59%)、γ-榄香烯(8.53%)、1-氟代甲烷-3-硝基奈(7.57%)、α-蒎烯(4.18%)等。除以上介绍的四类化合物外，研究者还从该植物中分离得到了(E)-3-4-羟基-3-甲氧基苯基)丙烯酸、3，4-二羟基苯甲醛[30]、邻苯二甲酸二丁酯、5 咖啡酸甲酯、肉桂酸甲酯[31]、甾醇类、胡萝卜苷、β-谷甾醇、癸烷醇、4-羟基苯乙醇等。

现代药理研究表明，硬尖神香草具有镇咳、祛痰、抗炎、抗哮喘、降血糖、抗氧化、抗菌、抗肿瘤等多种生物活性，可用于咳嗽、头痛，哮喘及寒性引起的感冒发烧，气管炎引起的咳嗽气喘等疾病治疗[24]。有研究表明硬尖神香草还具有解痉[26]、抗惊厥作用[27]。

大量研究及临床实践表明硬尖神香草在治疗呼吸系统疾病方面具有良好的应用潜力和研究价值，当前对硬尖神香草的化学组成、抗炎抗哮喘作用机制、药效物质已有初步了解。但是对硬尖神香草降血糖、抗氧化、抗菌、抗肿瘤等药理活性的研究以及药效物质、作用机理、临床疗效等研究还不够深入全面，并且大部分基础研究与临床研究存在脱节，硬尖神香草的众多药理活性亟待进一步从临床实践中加以验证。因此，继续深入开展对硬尖神香草药理活性筛选及临床疗效、安全性及有效性评价等方面的研究具有重要意义。

当前对硬尖神香草的化学组成、药理活性、抗炎抗哮喘作用机制已有初步了解，但对其发挥药效的物质基础仍不明确。这也是大多数中药、民族药面临的一大共同难题，研究人员一直试图通过利用现代科学技术分离鉴定中药、民族药中的生物活性化合物来揭示其作用机制。但大多数来自中草药的化学物质由于不入血或微量入血被证明没有或几乎没有生物活性和生物利用度，而无法明确阐述其有效性，这一现象不仅制约了中药、民族药的临床推广和应用，也影响了可再生资源的开发和合理利用。目前，在一些国家和地区，中药和民族药的研究仍然停留在经验总结和传统应用阶段，缺乏系统的实验研究和国际化的认知。将传统民族药的优势特色与现代科学技术相结合，诠释、继承和发扬民族医药的理论和实践，具有重要现实意义。

我们对此前十余年工作进行了梳理，就神香草的化学物质组成、药效物质基础、可能的起效机制进行了相对系统的表述，谨抛砖引玉，请大家批判。

参考文献：

[1]新疆维吾尔自治区革命委员会卫生局．新疆中草药[M]．乌鲁木齐：新疆人民出版社，1976．

[2]艾买提江·阿衣甫别克，买买提·努尔艾合买提，买买提江·阿布都瓦克．维药"祖发"的本草考证[J]．中国民族民间医药，2021，30(16)：29-35．

[3]王盼盼，阿依达娜·沃坦，戎晓娟，等．基于特征图谱和化学模式识别的硬尖神香

草质量评价[J]. 药物分析杂志，2024，44(6)：1055-1061.

[4]加纳提·哈布加列力，古丽努尔·阿哈提. 哈萨克草药阿勒泰神香草泡洗治疗小儿腹泻的疗效观察[J]. 中国民族医药杂志，2017，23(12)：22-23.

[5]ATAZHANOVA G, ISHMURATOVA M, LEVAYA Y, et al. The Genus Hyssopus：Traditional Use, Phytochemicals and Pharmacological Properties[J]. Plants, 2024, 13(12)：1683.

[6]国家药典委员会. 中华人民共和国卫生部药品标准·维吾尔药分册[S]. 乌鲁木齐：新疆科技卫生出版社，1999.

[7]HELEN K R, LEONARD B B. 2024 Gina Main Report Global Strategy For Asthma Management and Prevention[R]. (2024-05-07) https：//ginasthma. org/2024-report/.

[8]HARVARD. Global Burden of Disease Study 2021 (GBD 2021) Data Resources [R]. (2021-05-16). https：//ghdx. healthdata. org/gbd-2021.

[9]PING A. 中国哮喘患病人数（2017—2030 年）[R]. (2024-03-01) http：//www. szyy. com. cn/.

[10]王玲. 乌鲁木齐地区维吾尔族体质类型、免疫状态及 ORMDL3 基因 SNPs 与哮喘发生的相关性研究[J]. 新疆维吾尔自治区，新疆维吾尔自治区中医药研究院，2018-03-20.

[11]阿维森纳. 注医典(维文)[M]. 乌鲁木齐：新疆科技卫生出版社，2006.

[12]再努勒·艾塔尔. 拜地依药书[M]. 新疆：人民出版社，2010.

[13]外力·依米提. 维西医结合诊疗 50 例支气管哮喘的临床报告[J]. 世界最新医学信息文摘，2019，19(15)：215-216.

[14]刘畅，孙照翠，夏提古丽·阿不利孜，等. 硬尖神香草的化学成分研究[J]. 中草药，2023，54(17)：5481-5486.

[15]蔡晓翠，买买提·艾力，王新堂，等. 硬尖神香草的化学成分研究[J]. 中药材，2021，44(4)：848-852.

[16]魏敏，孙璇. RP-HPLC 同时测定硬尖神香草中 4 种成分含量[J]. 中国实验方剂学杂志，2016，22(11)：77-79.

[17]韩雪，李莉，刘佳倪，等. 正交试验优化神香草中的迷迭香酸和蒙花苷提取工艺[J]. 安徽医药，2023，27(2)：251-254.

[18]FURUKAWA M, MAKINO M, OHKOSHI E, et al. Terpenoids and phenethyl glucosides from Hyssopus cuspidatus (Labiatae)[J]. Phytochemistry, 2011, 72(17)：2244-2252.

[19]吕红红，周凡，马小琴. 神香草挥发油化学成分的 GC-MS 研究概述[J]. 中国中医药科技，2018，25(4)：615-617.

[20]刘丹，朱小涛，向槿，等. 神香草倍半萜类化学成分研究[J]. 中草药，2019，50(5)：1049-1054.

[21]张亚杰，康雨彤，贺金华. 硬尖神香草三萜类化学成分研究[J]. 中药材，2020，43(2)：347-349.

[22]孙艳. 壳寡糖酚酸类衍生物的制备及生物活性研究[D]. 烟台：中国科学院大学

（中国科学院烟台海岸带研究所），2023.

［23］VENDITTI A，BIANCO A，FREZZA C. Essential oil composition，polar compounds，glandular trichomes and biological activity of Hyssopus officinalis，subsp. aristatus，（Godr.）Nyman from central Italy［J］. Industrial Crops & Products，2015，77：353-363.

［24］SHOMIRZOEVA O，LI J，NUMONOV S. Chemical components of Hyssopus cuspidatus Boriss.：isolation and identification，characterization by HPLC-DAD-ESI- HRMS/MS，antioxidant activity and antimicrobial activity［J］. Natural Product Research，Pages Ahead of Print，2018.

［25］薛敦渊，陈宁，潘鑫复，等. 硬尖神香草挥发油化学成分研究［J］. 高等学校化学学报，1990（1）：90-92.

［26］符继红，张丽静. 新疆维吾尔医用药材神香草挥发油的GC-MS分析［J］. 中成药，2008，30（3）：413-414.

［27］买买提江·阿布都瓦克，夏木西努尔·艾克拜尔，海白尔·火加艾合买提，等. 维吾尔医常用药材硬尖神香草花正己烷部位化学成分GC-MS分析［J］. 中国民族医药杂志，2017，23（3）：33-35.

［28］吕红红，周凡，马小琴. 神香草挥发油化学成分的GC-MS研究概述［J］. 中国中医药科技，2018，25（04）：615-617.

［29］付晓，王莹，兰卫. 超声辅助水蒸气蒸馏提取硬尖神香草精油的工艺优化［J］. 化学与生物工程，2022，39（2）：19-22.

［30］裘惠霞，姚雷. 神香草及提取物的抗衰老作用［J］. 上海交通大学学报（农业科学版），2005，23（1）：1-4.

［31］吴晓菊，徐效圣，金英姿，等. 四种提取方法对神香草精油的品质影响［J］. 农产品加工，2016，410（12）：10-11，15.

2 硬尖神香草的化学组成

2.1 硬尖神香草物质组成研究现状

本书所指神香草为唇形科植物硬尖神香草的干燥地上部分，是一种亚灌木，高度可达 30~60 cm，生长在海拔为 1100~1800 m 有砾石或干燥的山坡上，主要分布在中国新疆阿勒泰、蒙古、哈萨克斯坦和俄罗斯[1]，是维吾尔族民间习用药。《维吾尔药志》记载其"性二级热，味苦、辛，气芳香，具有温肺平喘、祛寒止咳、燥湿祛痰、发汗解毒、消炎退肿的功效[2]，用于湿寒性和黏液质性呼吸病"[3]。临床上，神香草大多被用于感冒、咳嗽药方中的主药或辅药，也被炮制成为祛痰剂、发汗剂等[4]。神香草中成分多样，研究报道[5]，神香草全草含有黄酮类、酚酸类、三萜类和挥发油等成分。三萜类化合物具有降血糖、抗肿瘤、抗氧化、保肝等功效[6]。黄酮类物质具有抗氧化、抗病原微生物、抗发炎、提高生物体免疫力等作用[7]。神香草被广泛用于各种单方或复方制剂中。目前，神香草组成成分备受业内的重视，成为国内外诸多学者关注的热点，取得了较多的研究成果。

2013 年，赵军等[8]从神香草提取物中分离鉴定出 6 个化合物，其中咖啡酸甲酯、香叶木苷和迷迭香酸为首次从该植物中分离得到。木犀草素-7-O-α-L-吡喃鼠李糖(1→6)-β-D-吡喃葡萄糖苷、木犀草素-7-O-β-D-吡喃葡萄糖醛酸苷和金合欢素-7-O-α-L-吡喃鼠李糖(1→6)-β-D-葡萄糖苷为首次从该属植物中分离得到。2014 年，刘玉翠[9]采用 70%的乙醇对硬尖神香草进行加热回流提取，使用硅胶柱层析、聚丙烯酰胺柱层析、大孔树脂柱层析、葡聚糖凝胶柱层析，以及重结晶方法分离纯化。根据分离化合物的理化性质，结合共薄层层析(Co-TLC)、核磁共振(NMR)(1H, 13C)波谱解析等方法鉴定其结构。从硬尖神香草中共分离得到 10 个化合物，其中，邻苯二甲酸二丁酯、癸烷醇和 8, 8-diethyldecyl acetate 为首次从本属植物分离得到。2018 年，刘星宇[10]通过共薄层层析法和高效液相色谱法(HPLC)，从神香草提取物中分离鉴定出了豆甾醇、胡萝卜苷、三裂鼠尾草素，香叶木苷等 18 个化合物。2021 年，蔡晓翠等[11]采用硅胶柱色谱、薄层色谱、Sephadex LH-20 葡聚糖凝胶色谱及制备高效液相色谱等方法对硬尖神香草抗哮喘活性部位进行分离纯化，通过理化性质和波谱数据鉴定化合物结构，从硬尖神香草提取物中分离得到 16 个化合物，其中，3′-methoxy-vittarilide-B 为首次从天然界发现的新化合物，蓟黄素、8-羟基蓟黄素、槲皮素-3-O-β-D-葡萄糖苷、蒙花苷、反式 4-羟基 3-甲氧基肉桂酸羧甲酯、丁香酚苷、4-羟基苯乙醇、肉桂酸甲酯、反式阿魏酸甲氧基羰基甲酯、皮树脂醇为首次从该植物中分离得到。2023 年，刘畅等[12]采用硅胶柱色谱、高效液相色谱技术等进行分离纯化，通过现代波谱学技术对所得化合物进行结构鉴定，从神香草 95%乙醇提取物中分离得到 9 个化合物，分别鉴定为 4S-(2-羟基异丙基)-环己烷-2-烯-1-酮、(3R,4aR,5R,6R)-6-羟基-4a,5-二甲基-3-(丙-1-烯-2-基)-3,4,4a,5,6,7-六氢萘-1(2H)-酮、对茴香酸、三裂鼠尾草素、5-羟基-6,7,3′,4′-四甲氧基黄酮、蓟黄素、E-p-香豆醇乙醚、(E)-p-香豆醇 γ-O-甲醚、4-羟基-3-甲氧基乙基肉桂酸盐。其中，S-(2-羟基异丙基)-环己烷-2-烯-1-酮为新化合物，命名为神香草酮 A。

硬尖神香草作为一类有着特殊香气的传统药材，长期以来学界对于其挥发油的制备工艺、精油组成、功效，以及应用都有着高度的关注。薛敦渊等[13]对神香草全草挥发油进行了鉴定，发现其主要成分为 d-香芹酮，并分离得到 1-蒎莰酮、β-蒎烯和 1,8-桉叶素 3 种含量较高的成分。Kerrola K 等[14]在神香草挥发油中鉴定出 43 种化合物，其中的主要成分为松莰酮、异松莰酮和香芹酮；刘力等[15]通过水蒸气蒸馏的方法提取了神香草精油，并鉴定出 27 种化合物，其中的主要成分为异松莰酮、松莰酮、β-蒎烯和桧烯。H. Kazazi 等[16]通过超临界甲醇萃取方法从伊朗种植的神香草中提取出桧烯、异松莰酮和松莰酮等成分；朱焱等在新疆产神香草的挥发油成分中鉴定出 36 种化合物，其中的主要成分为 D-大叶香根烯、十六酸、B-大叶香根烯、反式-石竹烯、(+)斯巴醇。

但应注意的是，硬尖神香草的种质、产地、储存、提取、分析都会对其物质组成产生显著的影响，为了完成道地药材化学组成的定性、定量研究，我们深入神香草的原始产区，采集道地药材，同时也设法收集了疆内不同产区的野生与种植硬尖神香草样本及市场上常见的混用品种，分别开展物质组成分析，在获取硬尖神香草物质组成第一手信息的同时，也基于物质组成分析探索了不同产地药材物质组成上的区别，发现了一系列可以作为辅助鉴定标志物的化合物。这一系列工作为我们后续开展硬尖神香草药效、药理研究提供了物质基础。而随后我们开展的神香草提取物动物入血组分的鉴定，更为我们后续工作的开展提供了起始点。

2.2　硬尖神香草化学组成

2.2.1　道地硬尖神香草非挥发性物质化学组成重构

我们通过选用硬尖神香草传统产区——新疆阿尔泰地区所产的道地药材［经新疆维吾尔自治区药物研究所的何江研究员鉴定为硬尖神香草（*Hyssopus cuspidatus* Boriss.）的干燥部分］。经过粉碎、过筛、提取、分离、纯化、浓缩、干燥，最终得到硬尖神香草提取物。采用 UPLC-HRMS/MS 开展该提取物的分析。提取物非挥发性成分典型基峰离子流色谱图（BPC）如图 2-1 所示。通过对正、负离子模式下采集到的数据进行挖掘，并与我实验室此前自建天然产物数据库中色谱行为、质谱信息开展比对，最终完成提取物中化合物的鉴定。

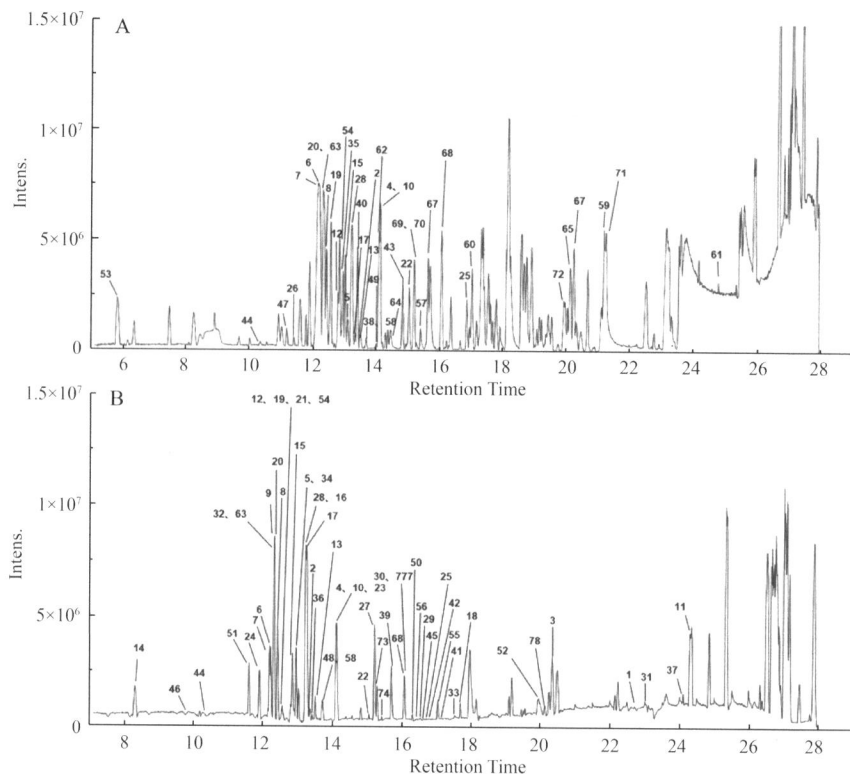

图 2-1　A/B 硬尖神香草 UPLC-HRMS 正/负离子模式基峰离子流色谱图

神香草提取物中共计鉴定出 78 种非挥发性成分，包括黄酮类 24 种，酚酸类 4 种，萜类 18 种，生物碱类 6 种，以及其他非挥发性化合物 26 种。并对其中丰度较高的 56 种化合物开展了定量工作，合计还原了硬尖神香草提取物 55.5%干重的化学组成。硬尖神香草提取物化学组成如表 2-1 所示。

表 2-1　硬尖神香草提取物化学组成

序号	中文名称	英文名称	种类	CAS 号	占比/%
1	白桦脂酸	Betulinic acid	萜类	472-15-1	20.55
2	迷迭香酸	Rosmarinic acid	酚酸类	20283-92-5	15.32
3	山楂酸	Maslinic acid	萜类化合物	4373-41-5	4.88
4	蒙花苷	Buddleoside	黄酮类	480-36-4	3.45
5	槲皮苷	Quercetrin	黄酮类	32453-36-4	2.43
6	金丝桃苷	Hyperoside	黄酮类	482-36-0	2.12
7	芦丁	Rutin	黄酮类	153-18-4	2.08
8	百蕊草素 I	Kaempferol-3-O-glucorhamnoside	黄酮类	40437-72-7	1.74
9	芹糖甘草苷	Liquiritin apioside	黄酮类	74639-14-8	0.59
10	槲皮素	Quercetin	黄酮类	117-39-5	0.48
11	松苓新酸	Dehydrotrametenolic acid	其他	29220-16-4	0.36
12	落新妇苷	Astilbin	类黄酮	29838-67-3	0.35
13	胡黄连苷 I	Picroside I	萜类化合物	27409-30-9	0.17
14	绿原酸	Chlorogenic acid	酚酸类	327-97-9	0.19
15	山奈酚-3-O-芸香糖苷	Kaempferol-3-O-rutinoside(SH)	黄酮类	17650-84-9	0.09
16	香草酸甲酯	Methyl vanillate	其他	3943-74-6	0.08
17	高车前苷	Homoplantaginin	类黄酮	17680-84-1	0.07
18	积雪草酸	Asiatic acid	萜类化合物	464-92-6	0.07
19	木犀草苷	Cynaroside	类黄酮	5373-11-5	0.06
20	槲皮素-3-O-葡萄糖酸苷	Miquelianin	黄酮类	22688-79-5	0.04
21	异鼠李素-3-O-新橙皮苷	Isorhamnetin-3-O-nehesperidine	黄酮类	55033-90-4	0.04
22	山奈酚	Kaempferol	黄酮类	520-18-3	0.04
23	木犀草素	Luteolin	黄酮类	491-70-3	0.04
24	菊苣酸	Cichoric acid	酚酸类	6537-80-0	0.03
25	20-去氧巨大戟萜醇	20-Deoxyingenol	萜类化合物	54706-99-9	0.03

序号	中文名称	英文名称	种类	CAS 号	占比/%
26	松酯醇二葡萄糖苷	Pinoresinol diglucoside	其他	63902-38-5	0.02
27	香叶木素	Diosmetin	黄酮类	520-34-3	0.02
28	芹甙元-7-葡萄糖苷	Apigenin 7-glucoside	黄酮类	578-74-5	0.02
29	羟基积雪草酸	Madasiatic acid	萜类化合物	26532-66-1	0.02
30	别欧前胡素	Alloimperatorin	香豆素类	642-05-7	0.02
31	去氢茯苓酸	Dehydropachymic acid	萜类化合物	77012-31-8	0.02
32	表儿茶素没食子酸酯	(-)-Epicatechin gallate	类黄酮	1257-08-5	0.01
33	短叶老鹳草素 A	Brevilin A	萜类化合物	16503-32-5	0.01
34	特女贞苷	Specnuezhenide	其他	39011-92-2	0.01
35	白皮杉醇	Piceatannol	二苯乙烯	10083-24-6	0.01
36	安格洛苷 C	Angoroside C	生物碱类	115909-22-3	0.01
37	路路通酸	Liquidambaric acid	萜类化合物	4481-62-3	0.01
38	黄芩苷	Baicalin	黄酮类	21967-41-9	0.00
39	20（R）-人参皂苷 Rg2	20（R）-Ginsenoside Rg2	萜类化合物	80952-72-3	0.00
40	杯苋甾酮	Cyasterone	类固醇	17086-76-9	0.00
41	高良姜素	Galangin	黄酮类	548-83-4	0.00
42	石吊兰素	Nevadensin	其他	10176-66-6	0.00
43	花椒毒素	8-Methoxypsoralen	黄酮类	298-81-7	0.00
44	表儿茶素	L-Epicatechin	呋喃香豆素类	490-46-0	0.00
45	白杨素	Chrysin	其他	480-40-0	0.00
46	水仙环素	Narciclasine	生物碱类	29477-83-6	0.00
47	东莨菪内酯	Scopoletin	其他	92-61-5	0.00
48	冬凌草甲素	Oridonin	萜类化合物	28957-04-2	0.00
49	玫瑰树碱	Ellipticine	生物碱类	519-23-3	0.00
50	半齿泽兰素	Eupatorin	黄酮类	855-96-9	0.00
51	升麻素苷	Cimicifugoside	色原酮类	80681-45-4	0.00
52	人参三醇	Panaxatriol	其他	32791-84-7	0.00
53	槐定碱	Sophoridine	生物碱类	6882-68-4	0.00
54	去氢骆驼蓬碱	Harmine	生物碱类	442-51-3	0.00
55	柳穿鱼黄素	Pectolinarigenin	其他	520-12-7	0.00
56	蔓荆子黄素	Casticin	黄酮类	479-91-4	0.00
57	山姜素	Alpinetin	黄酮类	36052-37-6	N/A

序号	中文名称	英文名称	种类	CAS 号	占比/%
58	大豆苷元	Daidzein	黄酮类	486-66-8	N/A
59	鲁斯可皂苷元	Ruscogenin	甾体类	472-11-7	N/A
60	五味子醇甲	Schisandrin	苯丙素类	7432-28-2	N/A
61	栓菌酸	Trametenolic acid	其他	24160-36-9	N/A
62	丹叶大黄素	Rhapontigenin	其他	500-65-2	N/A
63	大黄酸-8-O-β-D-葡萄糖苷	Rhein-8-O-β-D-glucopyranoside	酚酸类	34298-86-7	N/A
64	毛蕊异黄酮	Calycosin	黄酮类	54706-99-9	N/A
65	灵芝酸 A	Ganoderic acid A	萜类化合物	20575-57-9	N/A
66	长春西汀	Vinpocetine	生物碱类	81907-62-2	N/A
67	5A-羟基拉肖皂苷元	(3beta, 5alpha, 25R)-3, 5-Dihydroxyspirostan-6-one	其他	42971-09-5	N/A
68	14-去氧穿心莲内酯	14-Deoxyandrographolide	萜类化合物	56786-63-1	N/A
69	巨大戟二萜醇	Ingenol	萜类化合物	4176-97-0	N/A
70	茉莉酸	Jasmonic acid	其他	30220-46-3	N/A
71	欧当归内酯 A	Levistilide A	其他	77026-92-7	N/A
72	麦冬甲基黄烷酮 A	Methylophiopogonanone A	黄酮类	88182-33-6	N/A
73	苦蒿素	Blinin	萜类化合物	74805-92-8	N/A
74	灵芝酸 G	Ganoderic acid G	萜类化合物	125675-09-4	N/A
75	茯苓酸 A	Poricoic acid A	萜类化合物	98665-22-6	N/A
76	芹菜素	Apigenin	黄酮类	137551-38-3	N/A
77	达比加群酯	Dabigatran etexilate	其他	520-36-5	N/A
78	茯苓酸 B	Poricoic acid B	萜类化合物	137551-39-4	N/A

注：序号对应图 2-1 中峰标注，N/A 为低于定量限。

神香草非挥发性成分含量前十依次是白桦脂酸、迷迭香酸、山楂酸、蒙花苷、槲皮苷、金丝桃苷、芦丁、百蕊草素Ⅰ、芹糖甘草苷、槲皮素。其中白桦脂酸、山楂酸是萜类化合物，迷迭香酸是酚酸类化合物，其余 7 个化合物是黄酮类。白桦脂酸的含量为 205.51 μg/mg，约占神香草非挥发性成分的 20.55%，迷迭香酸的含量为 153.15 μg/mg，约占神香草非挥发性成分的 15.32%，山楂酸的含量为 48.83 μg/mg，约占神香草非挥发性成分的 4.88%，神香草非挥发性成分含量前三的化合物约占神香草非挥发性成分的 40.75%。我们鉴别出来的非挥发性成分化合物种类占比如图 2 所示，非挥发性成分约有 30.77% 的黄酮类，23.08%的萜类、7.69%的生物碱类、5.13%的酚酸类和33.33%的其他类化合物，如花椒毒素、升麻素苷等。提取物干重已鉴定部分化学组成分布如图 2-2 所示，黄酮类与萜类化合物不论是在鉴定物质的数量上，还是在所占干重的比例上均是硬尖神香草提取物中最为重要的化合物种类，这一结果与此前的研究基本一致，亦从侧面表明以上两类物质是硬尖神香草主要药效物质基础。

非常有趣的是，虽然前人的工作中鲜少涉及硬尖神香草中生物碱类的化合物，但是我们发现硬尖神香草中含有相当数量与一定丰度的生物碱类化合物。这很有可能与此前工作多依赖植物化学技术，在高丰度的黄酮类、萜类化合物的干扰下，相对低丰度的生物碱类化合物很有可能由于分离、纯化、鉴定上的困难，而未能完成检出。但是考虑到生物碱生物利用度高、药效较强的特点，这一结果也提示后续工作中应适当注意生物碱在硬尖神香草药效中所起到的作用。

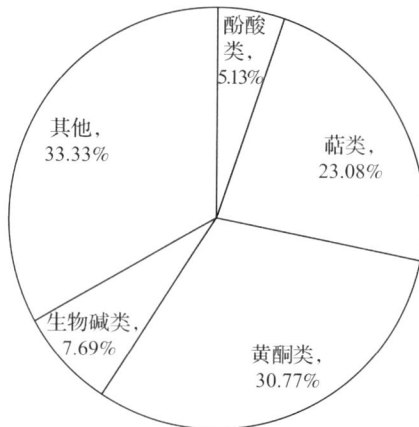

图 2-2　硬尖神香草非挥发性成分各种类占比

2.2.2　神香草挥发性成分

我们通过对硬尖神香草道地药材经干燥、粉碎、正己烷提取、浓缩后的样本开展 GC-MS 分析。挥发性成分 GC-MS 总离子流色谱图（TIC）如图 2-3 所示。通过对主要色谱峰碎片在 NIST 标准谱库的检索、比对，共计完成了 27 种挥发成分的鉴定，鉴定结果如表 2-2 所示。其中烯类 9 种，萜类 8 种，醇类 7 种，醛类 2 种，酯类 1 种。可见烯类和萜类是神香草中主要的挥发性物质。

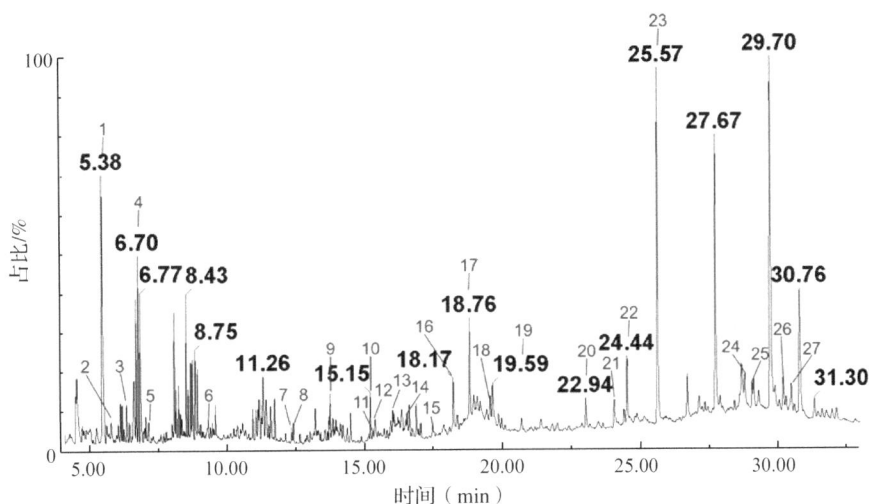

图 2-3 硬尖神香草挥发性成分 GC-MS 总离子流色谱图（TIC）

表 2-2 样本挥发性成分

序号	中文名称	英文名称	种类	保留时间（min）	CAS 号
1	（-）-香芹酮	（-）-Carvone	萜类化合物	5.38	6485-40-1
2	1,5,5-三甲基-6-亚甲基-环己烯	1,5,5-Trimethyl-6-methylene-cyclohexene	萜类化合物	5.7	514-95-4
3	桉油精	Eucalyptol	萜类化合物	6.27	470-82-6
4	2-丁基辛醇	2-Butyl-1-octanol	脂肪类化合物	6.7	3913-02-8
5	1,1,4,4-四甲基-2,6-二甲基亚胺环己烷	1,1,4,4-tetramethyl-2,6-dimethylidenecyclohexane	其他	7.08	40482-18-6
6	4-异亚丙基-1,2-二乙烯基环己烷	4-Isopropylidene-1,2-divinylcyclohexane	其他	9.18	—
7	1,12-十三碳二烯	1,12-Tridecadiene	其他	12.27	21964-48-7
8	DL-薄荷醇	DL-menthol	萜类化合物	12.34	15356-70-4
9	4-叔丁基苯酚	4-tert-butylphenol	其他	13.69	98-54-4
10	卡拉烯环氧化物	Calarene epoxide	其他	15.15	68926-75-0
11	1-丁亚烯基-2-（2-丁基环丙基）	Cyclopropane，1-butylidene-2-（2-butylcyclopropyl）—	其他	15.23	
12	香茅醇	Citronellol	萜类化合物	15.33	106-22-9
13	愈创木烯	β-Guaiene	萜类化合物	15.97	88-84-6
14	5-丁基-4-壬烯	5-Butyl-4-nonene	烯烃类化合物	16.41	7367-38-6
15	2-甲基-4-十四烯	2-Methyl-4-tetradecene	烯烃类化合物	17.41	

序号	中文名称	英文名称	种类	保留时间（min）	CAS 号
16	马鞭草烯醇	Verbenol	萜类化合物	18.17	1820-09-3
17	香桃木醇	Myrtanol	萜类化合物	18.76	515-00-4
18	1,5,9,13-十三碳四烯	1,5,9,13-Tetradecatetraene	烯烃类化合物	19.51	51487-38-8
19	广藿烷	Patchoulane	萜类化合物	19.6	19078-35-4
20	3,7,11-三甲基-1-十二醇	3,7,11-trimethyl-1-Dodecanol	脂肪类化合物	22.93	6750-34-1
21	13-十三碳烯醛	Tetradec-13-enal	脂肪类化合物	23.97	85896-31-7
22	法呢醇	Farnesol	萜类化合物	24.46	4602-84-0
23	六氢法呢醇	Hexa-hydro-farnesol	萜类化合物	25.55	6750-34-1
24	十三烷二醛	Tridecanedial	脂肪类化合物	28.74	63521-76-6
25	4,4-二甲基四环［6.3.2.01,8.02,5］十三烷-9-醇	4,4-Dimethyltetracyclo［6.3.2.01,8.02,5］tridecan-9-ol	多环醇类化合物	29	783343-46-4
26	γ-瑟林烯	γ-Selinene	萜类化合物	30.15	515-17-3
27	α-古芸烯	α-Gurjunene	脂肪类化合物	30.45	489-40-7

2.3 不同来源的"神香草"物质组成差异

2.3.1 "神香草"物质组成研究的意义

中医药作为世界上最古老且广受欢迎的传统医学系统之一，历经数千年，为全球医疗保健做出了重大贡献[17]。然而，该领域在国际化进程中面临诸多挑战，尤其是近年来关于药品成分掺假及药材质量不达标等负面新闻，使市场混乱不堪，信任度受到影响。同时，由于中医药成分复杂、特性差异显著，导致其国际化发展受限[18-19]。因此，建立有效的中药鉴别方法显得尤为重要，这不仅有助于提升中医药的全球形象，也能保障消费者的健康权益。

硬尖神香草[20]以其改善气道炎症、化痰止咳、降血糖等功效，及明确抗哮喘的临床药效，被大量应用于治疗支气管炎、咳嗽等病症[21-23]，引起了研究者的热切关注。由于目前以野生资源为主，而实际需求量较大，两者间巨大的供需矛盾导致市场中频繁出现的伪品。因此急需一种可靠、自动化程度高、易推广的草药鉴别方法。近些年来，以光谱、色谱为代表的新兴技术与理论在中药鉴定领域得到了很好的应用。其中液质联用仪（LC-MS）鉴定法因其分离效果好、灵敏度高、选择性强、样品损耗程度低等优点被广泛运用到中药的质量控制及分析检测[24]。串联质谱法可诱导一级质谱产生特征离子碎片，据此可以推断子离子与母离子的关系，获得分子的结构信息，进而推测该化合物的化学结构，对已知或未知化合物进行更准确的定性分析。质谱虽然可以提供材料的结构信息，但对样品的纯度要求较高，在中药研究中，通常与液相色谱联合使用。

当液相色谱和质谱同时工作时，可以使用多级质谱来推测化合物的结构，从而完成更准确的定性和定量分析[25]。液相色谱和质谱的结合弥补了许多检测仪器的缺点，如在定量方面，灵敏度差的紫外检测仪、不能进行全成分分析的高效液相色谱仪等[26]。应用液质联用技术，首先根据中药化学成分极性的不同，有效分离中药的化学成分群，然后经过质谱的解析，不仅能鉴定出中药的部分化学成分，还能准确测定出一些具有标志性的成分含量，既完成定性分析同时又完成定量分析，可以较为准确地控制中药质量，在一定程度上保证中药的临床药效[26-27]。

基于物质组成的研究，我们发现伪品、不同产地样本间存在显著差异，有可能与药效存在关联。本研究以中草药硬尖神香草为研究主体，以超高效液相色谱质谱联用仪（UPLC-MS）与高效液相色谱仪（HPLC）为研究技术方法，开展基于物质基础的神香草道地药材鉴定与标志物的研究，准确测定标志物的含量，以此含量为阈值，鉴别神香草真伪，以及是否为道地药材，将液质联用鉴定转化为高效液相色谱鉴定，发挥了各自技术的专长，增加了实用性，降低了成本，为药材鉴定提供新思路。

2.3.2 非挥发性物质组成差异

通过对不同产区"神香草"中化学组成的分析，我们在十五种不同来源的"神香草"样本上一共选取了 24 种丰度相对较高，出现频次较多的主要化合物，作为进一步开展筛选的潜在标记物。其中包括 4'-羟基苯乙酮（4'-Hydroxyace-tophenone）、王不留行黄酮苷{6-(2-O-alpha-L-Arabinopyranosyl-beta-D-gluco-pyranosyl)-2-[4-(beta-D-glucopyranosyloxy)phenyl]-5,7-dihydroxy-4H-1-benzopy-ran-4-one}、6-姜酚（6-Gingerol）、咖啡酸（Caffeic acid）、毛蕊异黄酮（Calycosin）、隐绿原酸（Cryptochlorogenic acid）、隐丹参酮（Cryptotanshinone）、丹参素钠（Danshensu）、阿魏酸（Ferulic acid）、京尼平苷酸（Geniposidic acid）、吉马酮（Germacrone）、金丝桃苷（Hyperoside）、异绿原酸 A（Isochlorogenic acid A）、木犀草素（Luteolin）、新绿原酸（Neochlorogenic acid）、三七皂苷 R1（Notog-insenoside R1）、齐墩果酸（Oleanolic acid）、原花青素 B2（Procyanidin B2）、原

儿茶酸(Protocatechuic acid)、槲皮苷(Quercitrin)、迷迭香酸(Rosmarinic acid)、芦丁(Rutin)、红景天苷(Salidroside)、槲皮素(Quercetin)。

通过对将液质测出的数据进行主成分分析(PCA),如图 2-4 所示为本实验数据集 PCA 得分图,该数据集由 15 种不同草药样本(S-1、S-2、S-3、S-4、S-5、S-6、S-8、S-9、S-10、S-14 为神香草习用药材;S-7、S-11、S-12、S-13、S-15 为神香草伪品;S-10 为神香草道地药材),24 种不同化学物质组成。由图分析可知,实验数据被显著分为两组,主成分 1(PC1)和主成分 2(PC2)的贡献率分别占 69% 和 11.5%,对组间分离具有较高贡献。如图中(a)部分,组内相似性较高,均为神香草习用药材(R 组);如图中(b)部分,组内相似性高,均为神香草伪品(F 组);而神香草道地药材样本 S-10 与其余 14 种样本在图中相距较远,区分度高。故神香草道地药材、习用药材与市面上常见药材伪品三者化学物质含量与种类有差异,由此可推测三者药效有着明显区别。

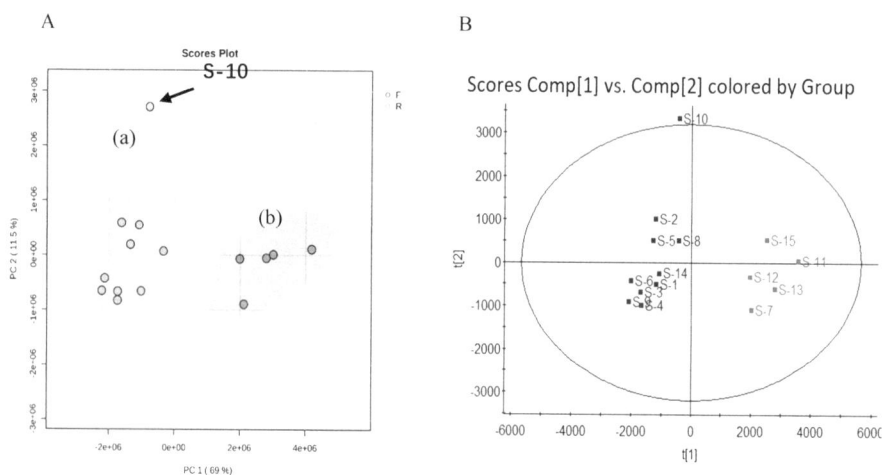

图 2-4　基于物质组成的聚类分析

A:15 种不同来源"神香草"基于 24 种化学物质丰度的主成分分析图;
B:载荷双标图。注:其中 S-10 为道地药材

两个主成分的载荷图表明了主成分结合变量形成分数图的权重,同时也显示变量间是如何相互关联的,即相互接近的变量呈正相关,而彼此相对的变量为负相关。同时显示了化学物质数据集的载荷图和双标图,这个"双图"表示哪个样本含有哪些物质使之与其他样本区分。由图分析可知,道地硬尖神香草样本中阿魏酸、金丝桃苷、原花青素 B2、槲皮苷、芦丁、槲皮素组成的变化与其余样本有着显著区别。因此以上 6 种化合物是潜在区分道地、习用品、混用品的鉴别标记物。

　　如图 2-5 所示，将上述 6 种活性物质在 15 种样本中的含量分别做柱状图进行比对，横坐标为样品标号（Sample Lable），纵坐标为峰面积（Peak Area），可

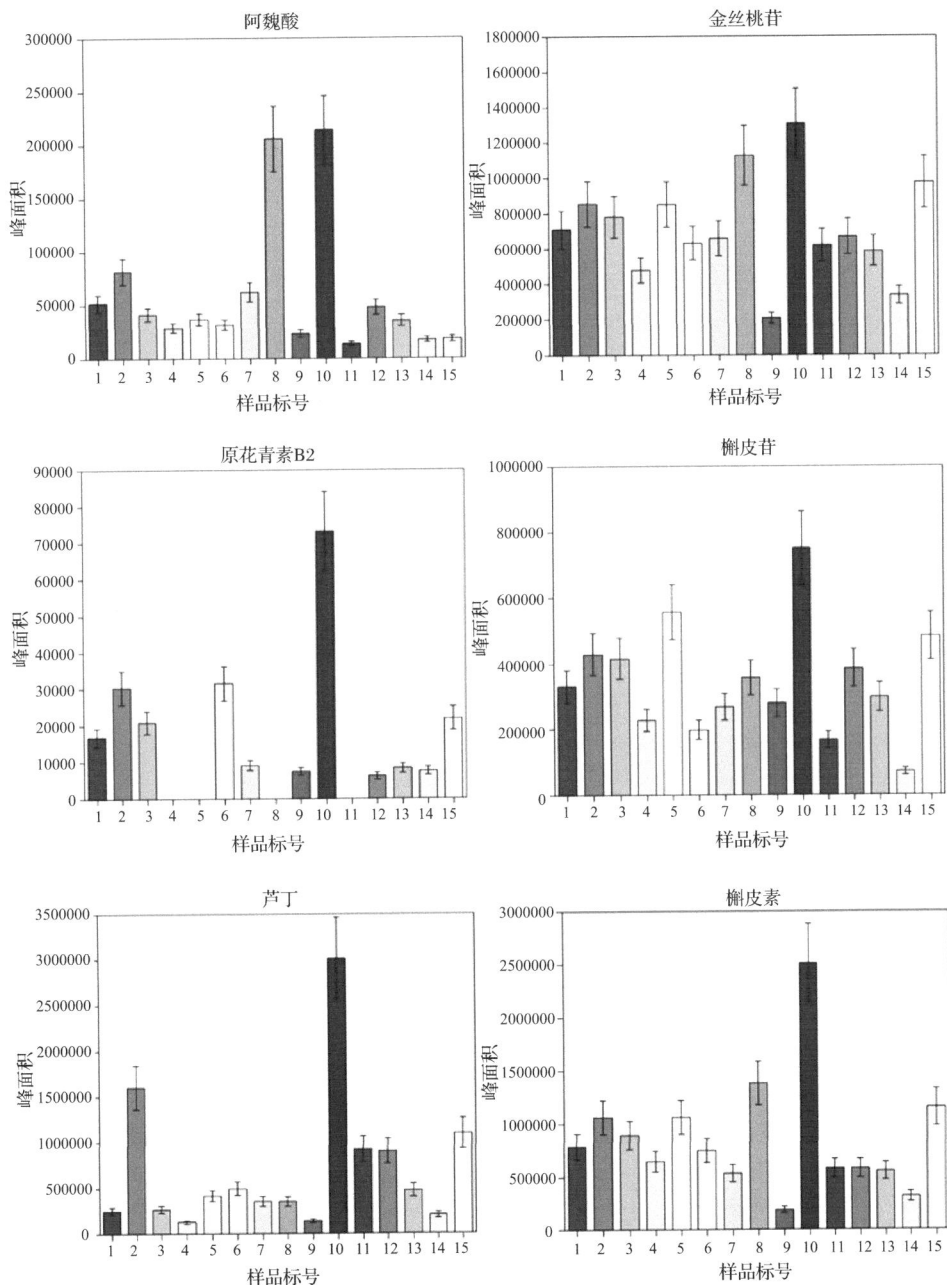

图 2-5　阿魏酸、金丝桃苷、原花青素 B2、槲皮苷、芦丁、
槲皮素在 15 种神香草样本中的含量对比柱状图

明显观察到十号样本道地药材神香草中的原花青素 B2（Procyanidin B2）、芦丁（Rutin）、槲皮素（Quercetin）三种化学物质含量相较于其他样本更为突出，阿魏酸（Ferulic acid）、金丝桃苷（Hyperoside）、槲皮苷（Quercitrin）三种化学物质含量相较于其他样本差异并不显著，故选择原花青素 B2、芦丁、槲皮素三种化学物质作为鉴别道地神香草的标志物。

以十五种药材作为分组，原花青素 B2、芦丁、槲皮素三种化学物质的含量作为变量，绘制 PCA 分析图，以验证原花青素 B2、芦丁、槲皮素对神香草习用品和伪品的区分度。如图 2-6 所示，实验数据被显著分为两组，F 组为神香草伪品，R 组为神香草习用药材，主成分 1（PC_1）和主成分 2（PC_2）的贡献率分别占 93% 和 6.8%，对组间分离贡献度较高，故原花青素 B2、芦丁、槲皮素可较好区分神香草习用药材与伪品。

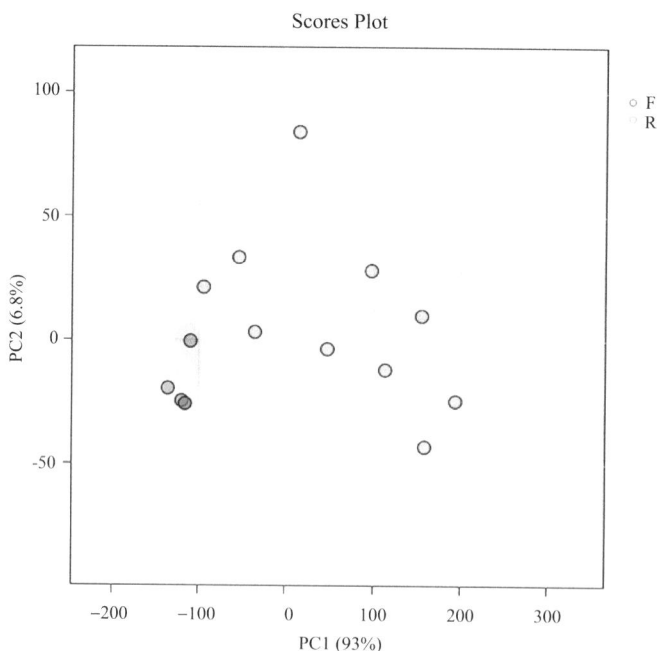

图 2-6 包含 15 种不同神香草样本 3 种不同化学物质的数据集主成分分析得分图

为了进一步确认鉴定神香草的标志物，本研究对神香草的习用药材组（S-1、S-2、S-3、S-4、S-5、S-6、S-8、S-9、S-10、S-14）、伪品组（S-7、S-11、S-12、S-13、S-15）及道地药材组（S-10）进行了单因素方差分析，见图 2-7。结果表明三组药材之间存在显著性差异，其 P 值分别为 0.017971、0.021135 和 0.027047，表明神香草的习用药材与伪品及道地药材之间的差异具有统计学上的显著性。因此，使用原花青素 B2、芦丁和槲皮素三种化学物质作为鉴别道地神香草的标志物，能够有效地区分三类药材，进一步验证了这 些化合物在识别中的重要性。

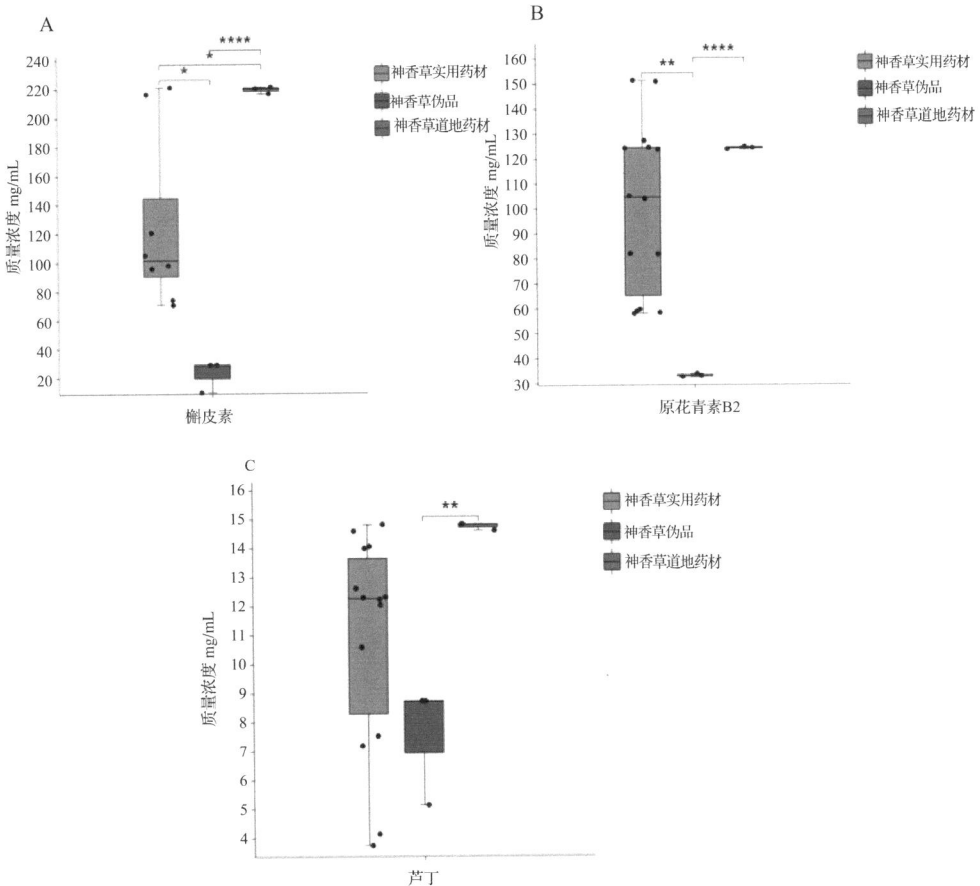

图 2-7　各组分之间的单因素方差分析图

注：＊$P \leqslant 0.05$；＊＊$P \leqslant 0.01$；＊$P \leqslant 0.001$。

2.3.3　基于差异化合物的 HPLC 鉴别方法

如图 2-8 中 A、B 所示，高效液相色谱测得对照品中原花青素 B2 的保留时间为 3.775 min，槲皮素保留时间为 7.308 min，芦丁保留时间为 9.702 min。如图 2-8 中 C、D 所示，以样本 S-10 供试品溶液第二次进样的色谱图为例，以对照品溶液中三种标志物的保留时间作为鉴定化合物的参考，经挑选鉴别，供试品 S-10 样本中保留时间为 3.708 min 的峰经判断属于原花青素 B2，保留时间为 7.327 min 的峰经判断属于槲皮素，保留时间为 9.700 min 的峰经判断为芦丁。

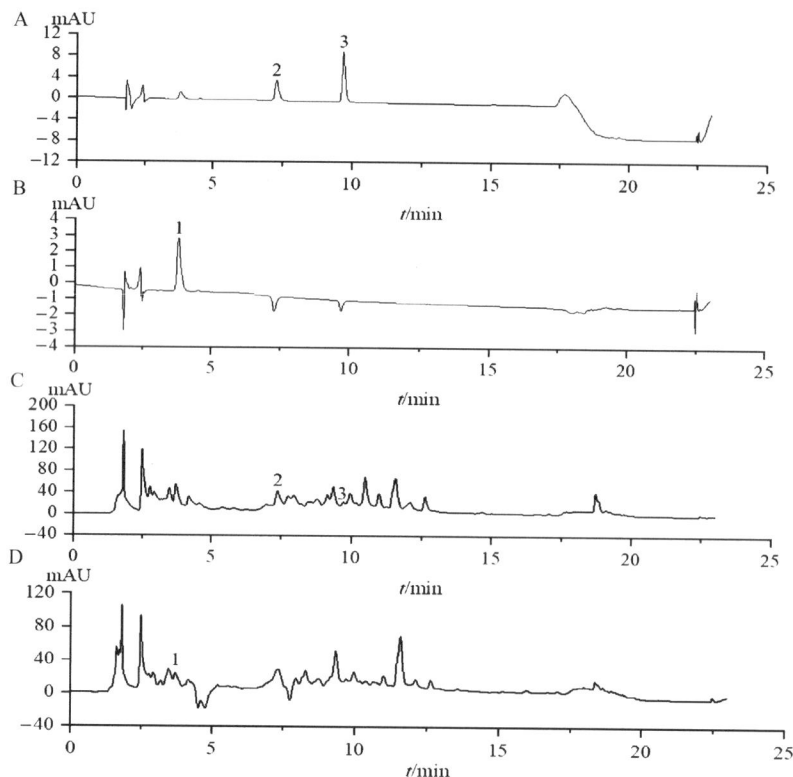

图 2-8　254 nm 检测波长下混合对照品

A：80 nm 检测波长下混合对照品；B：254 nm 检测波长下供试品溶液；

C：以及 280 nm 检测波长下供试品溶液；D：的色谱图。

注：1-原花青素 B2　　　　2-槲皮素　　　　3-芦丁

　　将对照品在标志物混合液中的质量浓度（Amt）作为横坐标，HPLC 测量所得峰面积（Area）作为纵坐标，绘制三条标准曲线。得到的线性回归方程、相关系数、线性范围如图 2-9 所示，实验测定结果表明峰面积与质量浓度线性关系良好。

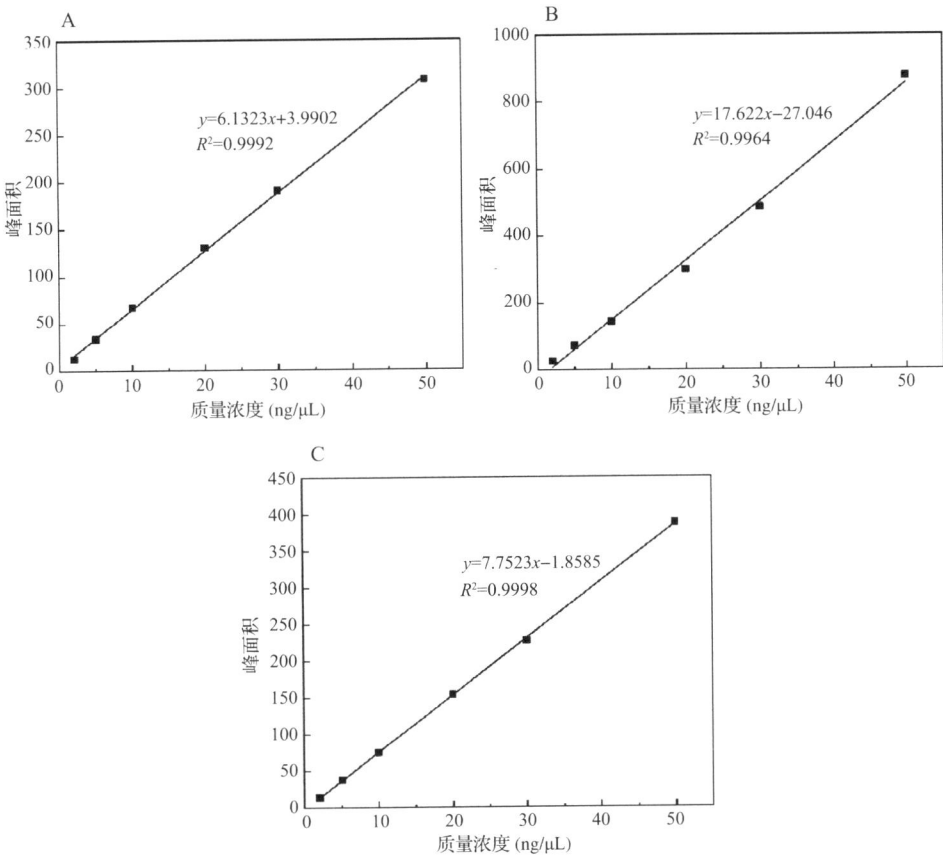

图 2-9 原花青素 B2(A)、芦丁(B)以及槲皮素(C)标准曲线

基于外标法我们对不同来源的神香草中三种物质含量进行了测定。结果如表 2-3 所示。

基于所有样品原花青素 B2 的含量数据，分别计算出习用神香草和伪品神香草数据的平均数和标准差，利用统计学中标准偏差法建立阈值。伪品神香草样本质量浓度平均数为 33.0 mg/mL，习用神香草样本质量浓度平均数为 96.4 mg/mL，在可信度为 95% 的情况下，原花青素 B2 浓度为 34.3 mg/mL 为习用与伪品的区分阈值。通过类似的方法构建芦丁与槲皮素的判别阈值，从而确定当同时满足原花青素 B2 含量在 111.8~136.7 mg/mL、芦丁含量在 13.3~16.3 mg/mL、槲皮素含量在 199.0~243.2 mg/mL 三个条件为判别道地硬尖神香草药材的条件。

表 2-3　15 种神香草样品中三种标志物的含量测定结果

样品标号	质量浓度/mg · mL^{-1}		
	原花青素 B2	芦丁	槲皮素
1	81. 90	7. 18	70. 57
	81. 71	12. 04	74. 02
2	124. 56	12. 29	277. 08
	127. 22	12. 23	278. 35
3	91. 26	ND	243. 72
	89. 99	ND	246. 13
4	59. 06	7. 52	97. 87
	59. 68	10. 58	95. 68
5	103. 89	14. 06	324. 67
	105. 02	13. 99	324. 80
6	75. 92	ND	296. 83
	75. 46	ND	300. 98
7	ND	9. 24	26. 87
	ND	9. 65	27. 76
8	151. 29	12. 31	120. 52
	150. 83	12. 61	104. 88
9	78. 76	ND	178. 66
	79. 49	ND	171. 95
10	123. 71	14. 59	216. 31
	124. 27	14. 81	221. 13
	124. 75	14. 80	220. 14
11	ND	11. 61	31. 03
	ND	11. 63	30. 96
12	32. 48	8. 72	28. 83
	32. 82	8. 72	28. 85
13	ND	5. 13	10. 00
	33. 72	5. 13	9. 72
14	57. 98	3. 74	36. 15
	58. 36	4. 14	36. 64
15	ND	10. 36	31. 05
	ND	10. 77	31. 43

2.3.4 挥发性组分差异

神香草为唇形科植物，药用全草，是维吾尔族民间习用草药，维吾尔名为"祖帕"。现代研究证实，神香草提取物具有多种药理作用，如杀虫作用[28]、抗哮喘作用[5, 29]、祛痰作用[30]、抑菌作用[3, 30]、解痉挛作用[3, 31-32]、抑制血糖升高作用[33-34]、镇痛作用[35]、抗衰老作用和提高机体免疫力作用[36]等。

炎症是一种先天免疫反应，在某些情况下是一些疾病的发病基础，剧烈的炎症反应可能危及生命。神香草具有明显的抗炎药效，谷会青等[37]证实神香草挥发油对于对二甲苯致急性炎症具有一定的抑制作用；马雪萍[38]发现神香草多糖可调节哮喘 HPA 轴的功能，通过改善内源性抗炎机制和抑制炎性细胞因子的释放改善哮喘的炎症；毛艳等[39]发现神香草 40%乙醇洗脱物可调节哮喘小鼠肺组织炎症因子的释放，减轻哮喘小鼠肺组织的炎症病变；麦麦提江·阿依丁[40]发现神香草总黄酮有显著的抗氧化、抗炎活性。高涵琪[41]发现神香草提取物中的天竺葵酸和茴香脑具有一定的抗炎活性。此外，还有学者证实了神香草 40%乙醇洗脱物通过调节 MyD88/NF-κB 及 NO/iNOS 信号通路发挥抗炎作用[42-43]。

近年来，由于神香草药材的短缺和难以获取，市场上存在真、伪品混用的现象[41]。而神香草又多以粉剂形式销售，难以通过形貌鉴别的方法区分正伪品，鉴于此，希望从分子层面对神香草挥发油的组成进行研究，并通过正伪品的对比筛选出其中起到主要药效的成分，同时为药材真伪的鉴别提供一定参考。

气相色谱-质谱联用技术(GC-MS)是分析挥发性成分的首选分析方法[44]。GC-MS 技术结合了气相色谱的高分离效能和质谱的高鉴别能力，能够对药材中的挥发物成分进行高效、准确的分离和鉴定[45]。通过对神香草药材的 GC-MS 分析，可以获得其挥发油成分的详细信息，进而从中筛选出标志性化合物，并用于药理研究和正伪药品的鉴别。

2.3.4.1 方法概论

神香草由新疆药物研究所提供，其中 1-6，8-10，14 号样本为唇形科神香草属植物硬尖神香草，7，11-13，15 号样本为伪品。将样品打粉后，过 200 目筛，取 50mg 粉末于 2mL 离心管中，加入 1mL 正己烷，配置成 50mg/mL 神香草悬浊液，超声提取 2h。13300rpm 离心 10min，取上清溶液，直接进行 GC-MS 分析。分离用 DB-5 色谱柱，载气为 He 气，流量 2.0mL/min，进样量 5uL，不分流进样；程序升温，进样口温度 280℃。柱温起始温度 70℃保持 1min，以 15℃/min 升温至 180℃保持 2min，而后以 10℃/min 升温至 230℃保持 0.5min，再以 5℃/min 升温至 250℃保持 2 min，最后以 8℃/min 升温至 300℃保持 5min。质谱条件：离子源温度 230℃，GC-MS 接口温度 250℃，电离方式 EI，电子能量 70eV；扫描质量范围 50~500 amu，full scan 模式。化合物鉴定基于标准谱库 NIST library（2017）的自动检索以及各化合物在谱库中的保留指数信息；通过峰面积归一化法计算每个成分的相对百分含量作为半定量分析的结果；数据采用 Excel 软件进行统计处理，使用 SIMCA 14.1 软件进行主成分分析（PCA）及正交偏最小二乘回归分析（OPLS-DA），使用 IBM SPSS Statistics 26 软件进行差异化合物的判别（ROC）分析。

2.3.4.2 差异化合物的发现

将整理后的分析数据归一化信号值以及化合物序号导入 SIMCA 14.1 软件中，建立了关于 15 个不同批次神香草正/伪样品的 PCA 模型的二维及三维得分图，如图 2-10 A、B 所示。其中编号为 1、2、3、4、5、6、8、9、10、14 的十个样本聚为一组（Group 1），编号为 7、11、12、13、15 的五个样本聚为一组（Group 2），表明两组样本挥发性成分在组成上存在一定的差异性。模型决定系数 $R_2X(\text{cum}) = 0.621$，表明两个主成分解释了原始数据的 62.1%（PC_1 为 45.6%，PC_2 为 16.5%），模型较好地反映了原始数据。

同样将整理后的多变量分析数据归一化信号值以及化合物名称导入 SIMCA 14.1 软件中，建立了关于 15 个不同批次神香草正/伪样品的 OPLS-DA 模型，得分图如图 2-10 C、D 所示。15 个不同批次神香草正/伪样品明显聚为两类，分类结果与 PCA 分析结果保持一致。

为了评估 OPLS-DA 模型的可靠性，进行了置换试验。在这项测试中，Y 变量的顺序被随机排列，并且一个新的模型被自动拟合[41]。将 Y 置换模型的 R_2 和 Q_2 值与原始模型的 R_2 和 Q_2 值进行比较，排列的次数被设置为 200 次。结果如图 2-11 B 所示，其中 $Q_2 = -0.645$（<0.05），表明该模型没有过度拟合，数据可靠可信。

为了进一步筛选潜在的可用于鉴别的标志物，对所有的变量进行了 VIP 值的计算，如图 2-11 C、D 所示。VIP 值反映了 OPLS-DA 模型中每个变量的权重值，可用于衡量各变量积累差异对样本分类判别的影响强度和解释能力，VIP 值越大，则贡献率越大[41]，其中 VIP>1 的化合物可以被选择作为潜在的鉴别标志物，最终从中选出了 19 号、23 号、8 号、1 号、5 号、20 号和 3 号共 7 种化学标记物。

27 种化合物在样品挥发油中的丰度如图 2-11 A 所示，分析得到：3 号、4

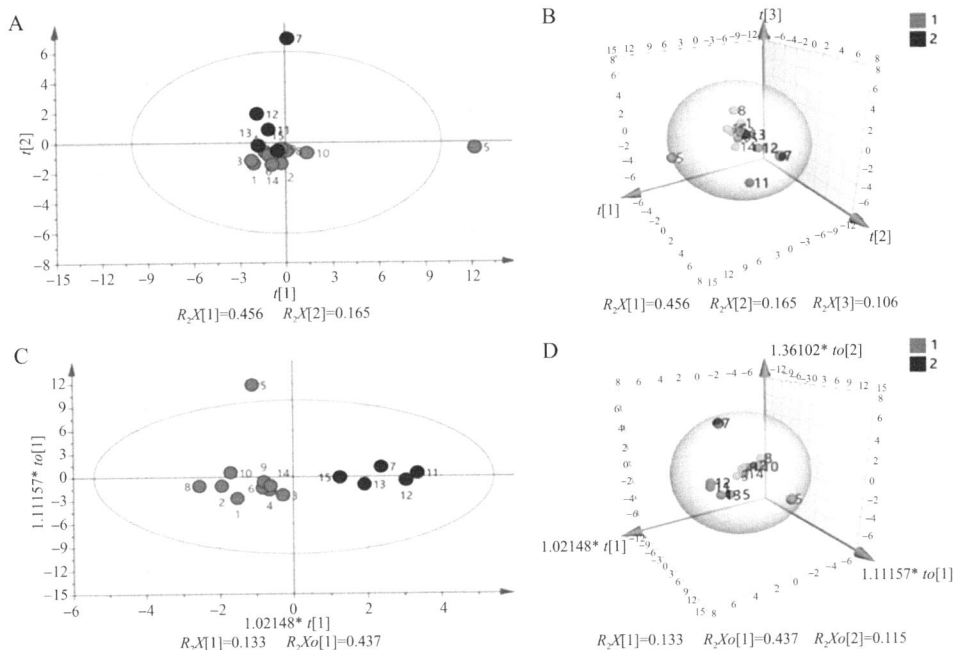

图 2-10　PCA 模型二维得分图（A）、三维得分图（B）；OPLS-DA 模型
二维得分图（C）、三维得分图（D）

号、8 号、10 号、11 号、14 号、18 号、19 号、20 号、22 号、25 号共 11 种化合物在正、伪品中的含量有较大差别，可能作为潜在的鉴别标志物。其中 18 号化合物仅在正品中存在；3、4、10 号化合物在正品中含量远大于其在伪品中的含量；19、20、22 号化合物仅在伪品中存在；8、11、14、25 号化合物在伪品中含量远大于其在正品中的含量。

对正、伪两组样品中的 27 种共有香气成分进行 ROC 曲线分析，见表 2-4，结果显示 1 号、2 号、5 号、6 号、9 号、18 号的 AUC 值均大于 0.65，对神香草药材鉴别具有良好的预测价值。

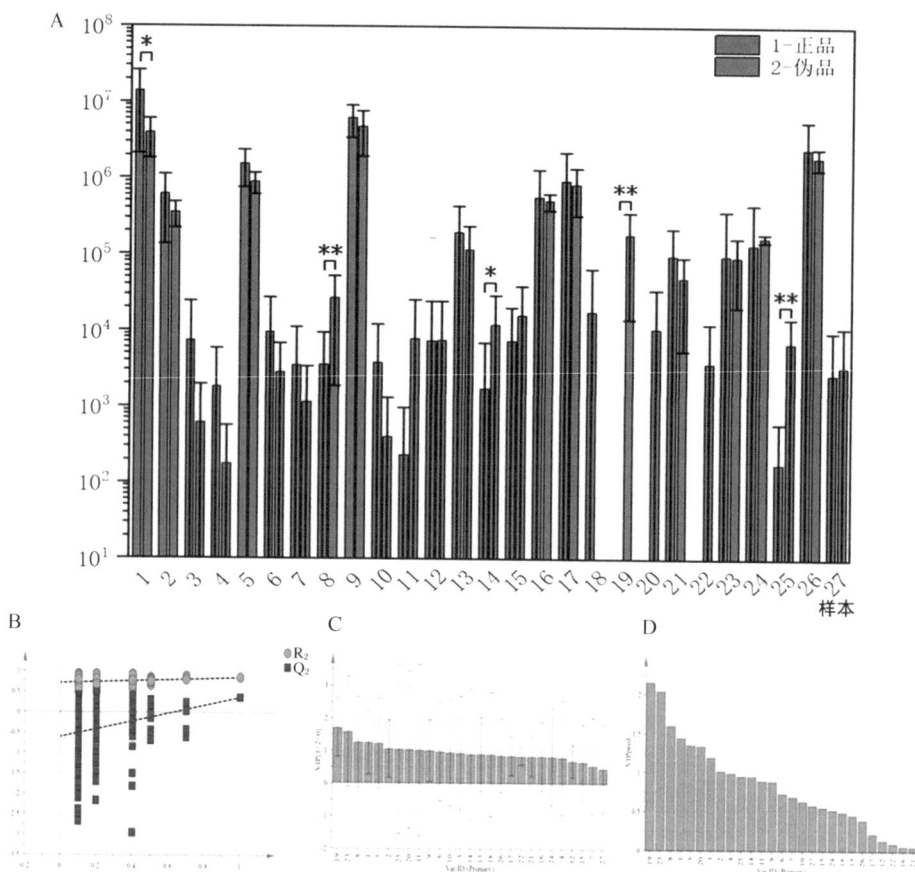

图 2-11　挥发油成分含量分组误差棒状图(* P<0.1, * * P<0.05) (A) ;
神香草模型置换检验(n = 200) (B) ; 挥发油成分 VIP 图(C、 D)

表 2-4　ROC 曲线分析结果

成分编号 Compound Number	AUC(95% CI)	标准误差 Standard Error	渐进显著性 Significance
1	0.880	0.094	0.020
5	0.800	0.119	0.066
2	0.760	0.140	0.111
9	0.720	0.162	0.178
6	0.690	0.164	0.245
18	0.650	0.144	0.358
10	0.620	0.149	0.462

续表

成分编号 Compound Number	AUC(95% CI)	标准误差 Standard Error	渐进显著性 Significance
13	0.540	0.170	0.806
21	0.540	0.151	0.806
3	0.520	0.159	0.903
4	0.520	0.159	0.903
12	0.500	0.163	1.000
27	0.500	0.163	1.000
7	0.490	0.159	0.951
15	0.470	0.180	0.854
11	0.440	0.168	0.713
17	0.400	0.151	0.540
20	0.400	0.168	0.540
22	0.400	0.168	0.540
14	0.360	0.170	0.391
16	0.360	0.147	0.391
8	0.280	0.170	0.178
26	0.280	0.135	0.178
23	0.250	0.148	0.126
25	0.240	0.156	0.111
19	0.200	0.145	0.066
24	0.120	0.098	0.020

2.4　硬尖神香草提取物入血成分鉴定

在硬尖神香草成分分析的基础上，进一步对其进入体内的成分进行解析，对于药效物质寻找、药物机制研究，具有更加重要的价值和意义。中药入血成分被认为是潜在的生物活性成分，分析其入血成分，可以更好地将网络药理学应用于中药研究。基于入血成分进行网络药理学分析，同时结合代谢组学分析，可更好地明确药物机制。

神香草高剂量组、中剂量组、低剂量组的小鼠胃内注射神香草（分别为 20 mg/mL，200 mg/kg；10 mg/mL，100 mg/kg；5 mg/mL，50 mg/kg）；取血清样本，经过 SPE 纯化富集后，进行 UPLC–HRMS/MS 分析，分别采集采用正负离子模式下的质谱数据，基于实验室自建的中药天然产物数据库进行比对、鉴定。主要入血成分如表 2-5 所示。

表 2-5　神香草小鼠入血成分鉴定

中文名称	英文名称	种类	神香草高剂量	神香草中剂量	神香草低剂量
短叶老鹳草素 A	Brevilin A	萜类化合物	√	√	√
蒙花苷	Buddleoside	黄酮类	√	√	
蔓荆子黄素	Casticin	黄酮类	√	√	
白杨素	Chrysin	黄酮类	√	√	
菊苣酸	Cichoric Acid	酚酸类	√	√	√
木犀草苷	Cynaroside	类黄酮	√		
玫瑰树碱	Ellipticine	生物碱类	√	√	
百蕊草素 I	Kaempferol–3–O–glucorhamnoside	黄酮类	√	√	
芹糖甘草苷	Liquiritinapioside	黄酮类	√	√	
迷迭香酸	Rosmarinic acid	酚酸类	√	√	
芦丁	Rutin	黄酮类	√	√	√
绿原酸	Chlorogenic acid	酚酸类	√	√	√
山姜素	Alpinetin	黄酮类	√	√	√
大豆苷元	Daidzein	黄酮类	√	√	√
鲁斯可皂苷元	Ruscogenin	甾体类	√	√	
五味子醇甲	Schisandrin	苯丙素类	√	√	√
栓菌酸	Thrombotic acid	其他			√
丹叶大黄素	Rhapontigenin	其他	√	√	
大黄酸–8–O–β–D–葡萄糖苷	Rhein–8–O–β–D–glucopyranoside	酚酸类	√	√	
20-去氧巨大戟萜醇	20–Deoxyingenol	萜类化合物	√	√	√
毛蕊异黄酮	Calycosin	黄酮类	√	√	
灵芝酸 A	Ganoderic acid A	萜类化合物	√	√	
长春西汀	Vinpocetine	生物碱类	√	√	
5A–羟基拉肖皂苷元	(3beta, 5alpha, 25R)–3, 5–Dihydroxyspirostan–6–one	其他	√	√	

中文名称	英文名称	种类	神香草高剂量	神香草中剂量	神香草低剂量
巨大戟二萜醇	Ingenol	萜类化合物	√	√	
茉莉酸	Jasmonic acid	其他		√	
欧当归内酯 A	Levistilide A	其他		√	
麦冬甲基黄烷酮 A	Methylophiopogonanone A	黄酮类		√	
14-去氧穿心莲内酯	14-Deoxyandrographolide	萜类化合物	√		√
苦蒿素	Blinin	萜类化合物	√	√	√
灵芝酸 G	Ganoderic acid G	萜类化合物	√	√	√
茯苓酸 A	Poricoic acid A	萜类化合物	√	√	√
芹菜素	Apigenin	黄酮类	√		
达比加群酯	Dabigatran etexilate	其他	√		
茯苓酸 B	poricoic acid B	萜类化合物	√		

神香草提取的非挥发性成分的典型总离子色谱图（BPC）如图 2-12 所示。在神香草低剂量组小鼠血清中共鉴定了 15 种活性成分。在神香草中剂量组小鼠血清中共鉴定了 32 种活性成分。在神香草高剂量组小鼠血清中共鉴定了 32 种活性成分。神香草高剂量组小鼠的入血活性成分与神香草中剂量组小鼠数量一致，但物质有所不同。中浓度鉴别到了栓菌酸、茉莉酸、欧当归内酯 A 和麦冬甲基黄烷酮 A，而高浓度却没有鉴别到。高浓度鉴别到了木犀草苷、芹菜素、达比加群酯和茯苓酸 B，而中浓度没有。

2.5　硬尖神香草物质组成及体内药效物质云鉴定的意义

自 2016 年通过援疆的关系第一次接触硬尖神香草到决定专门写一本有关这个闻起来很香、尝起来有点甜的神奇新疆本地特色药材差不多过去了 8 年左右。对药材的第一印象总是从药效开始的，亲身尝试了硬尖神香草对哮喘明显的缓解效果后，开始试图通过包括体内、体外、组学等各种各样的手段、技术去了解和解释起效机制。这样兜兜转转、断断续续地做了 5 年的工作，事情没有搞清楚，反倒是问题越来越多。正如本章 2-1 所示，硬尖神香草的物质组成非常平均，其中不存在如黄芩苷至于黄芩那样的物质，这使长期以来形成的"抓主犯"的思维模式进入了一个无解循环。我们通过从文献、实验中获取的有关硬尖神香草物质组成的一鳞半爪去尝试开展工作，但结果总是难以如愿。在对 5 年

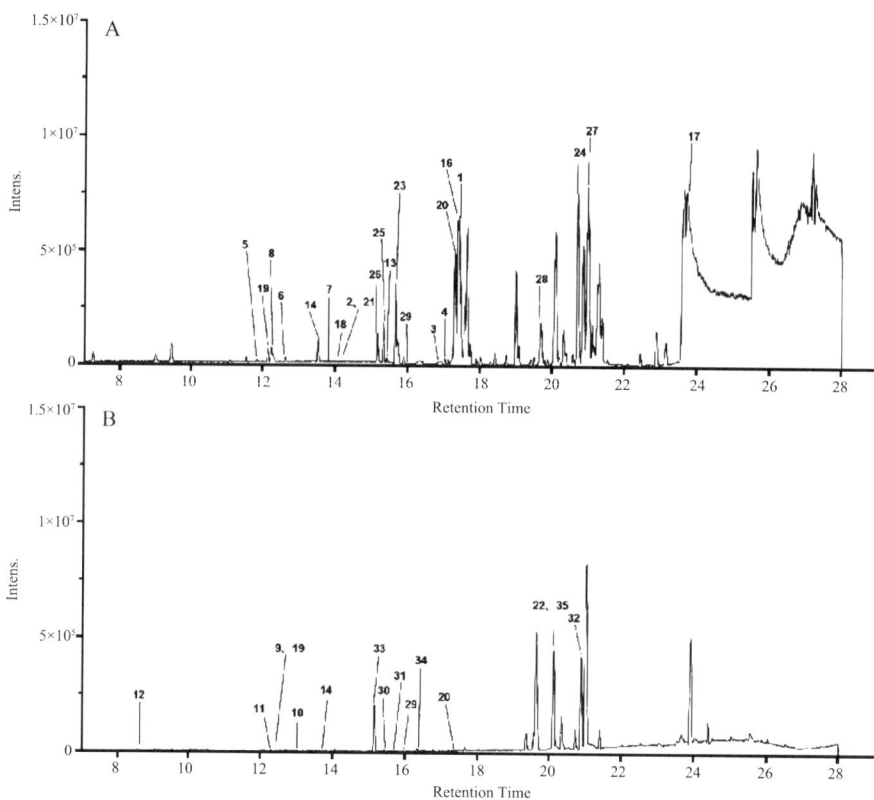

图 2-12　A/B 神香草小鼠血清 UPLC–HRMS 正/负离子模式基峰离子流色谱图(BPC)

工作进行总结后，我们发现这一问题或者说情况似乎是现阶段中药研究的共同痛点。物质组成复杂是中药最大的特点，即便存在一个或者几个主要物质，仍有绝大部分物质处于不清晰的状态，而这部分的药效作用将始终困扰着研究的深入。认识到这一问题之后，我们决心先做一把合适开展中药物质基础研究的"铁锹"，再来探讨硬尖神香草的药效机制。我们决定打造一个基于自己实验室设备条件、可重复、扩展性高、可靠的中药物质鉴定的数据库，当然后来又尝试增加了可异地部署这一特点。我们前前后后差不多花了 18 个月的时间，收集对照品、采集液质数据、编列词条和数据向量化，一点一点看着数据库容量从几十个、到几百个、再到几千个甚至更多，看着鉴定结果从基本不可用，到可用，最后变成我们研究的重要支点。到 2022 年下半年的时候，我们决定把硬尖神香草捡起来再做一遍系统性的研究，我们相信作为一个"平均"到找不到主要物质的药材，对它药效进行物质基础的研究将为中药物质基础研究方法学的探索提供大量的有益借鉴。

通过对神香草物质组成的研究，我们首次完成了超过50%干重的硬尖神香草提取物化学组成的重构，了解了不同气候、种植条件下硬尖神香草物质组成的差异，这将为进一步开展药材的质量研究提供极为重要的基础数据。获取了硬尖神香草提取物入血药物组成，这将为我们进一步开展药效机制的探讨与验证提供最为扎实的锚点。

参考文献：

[1]SHOMIRZOEVA O, LI J, NUMONOV S. Chemical components of Hyssopus cuspidatus Boriss：Isolation and identification, characterization by HPLC－DAD－ESI－HRMS/MS, antioxidant activity and antimicrobial activity[J]. Nat Prod Res 2020, 34（4）：534-540.

[2]买买提江·阿布都瓦克, 吾不力卡斯木·斯地克, 阿布都热依木·米吉提. 维吾尔医常用制剂复方安斯乐合剂的研究概况[J]. 中国民族医药杂志, 2012, 18（1）：30-34.

[3]尹龙萍, 邓毅, 姚雷, 等. 维药祖发奇尼的抗菌和解痉作用实验研究[J]. 时珍国医国药, 2007, 18(2)：409-411.

[4]韩雪, 李莉, 刁娟娟. 维药神香草的质量控制研究[J]. 中国民族民间医药, 2021, 30（20）：16-21.

[5]朱焱. 维吾尔药神香草化学成分及平喘作用的研究[D]. 乌鲁木齐：新疆医科大学, 2009.

[6]杨洪飞, 闵清. 三萜类化合物的药理作用研究进展[J]. 湖北科技学院学报（医学版）, 2023, 37（1）：67-69, 2.

[7]祁建宏, 董芳旭. 黄酮类化合物药理作用研究进展[J]. 北京联合大学学报, 2020, 34（3）：89-92.

[8]赵军, 徐芳, 贺金华, 等. 硬尖神香草化学成分研究[J]. 中药材, 2013, 36（1）：54-57.

[9]刘玉翠. 硬尖神香草的化学成分研究[C]//中国化学会第十届全国天然有机化学学术会议. 中国广东广州, 中国广东广州, 2014：1.

[10]刘星宇. 硬尖神香草化学成分研究[D]. 哈尔滨：东北师范大学, 2018.

[11]蔡晓翠, 买买提·艾力, 王新堂, 等. 硬尖神香草的化学成分研究[J]. 中药材, 2021, 44（4）：848-852.

[12]刘畅, 孙照翠, 夏提古丽·阿不利孜, 等. 硬尖神香草的化学成分研究[J]. 中草药, 2023, 54（17）：5481-5486.

[13]薛敦渊, 潘鑫复, 刘勇民, 等. 硬尖神香草挥发油化学成分研究[J]. 高等学校化学学报, 1990(1)：90-92.

[14]KERROLA K, GALAMBOSI B, KALLIO H. Volatile Components and Odor Intensity of Four Phenotypes of Hyssop（Hyssopus officinalis L.）[J]. Journal of Agricultural and Food Chemis-

try, 1994, 42 (3): 776-781.

[15]刘力, 李鸿玲, 宋铁珊, 等. 欧神香草精油的化学成分研究[C]// 2004 年中国香料香精学术研讨会, 中国广州, 中国广州, 2004: 4.

[16]KAZAZI H, REZAEI K, GHOTB-SHARIF. Supercriticial fluid extraction of flavors and fragrances from <i>Hyssopus officinalis</i> L. cultivated in Iran[J]. Food Chemistry, 2007, 105 (2): 805-811.

[17]LAM W C, LYU A, BIAN Z. ICD-11: Impact on traditional Chinese medicine and world healthcare systems[J]. Pharm. Med 2019, 33: 373-377.

[18]CHEN H H, TSAI S L, CHEN C J. Current status and outlook on the development of traditional Chinese medicine in Taiwan[J]. Journal of the Formosan Medical Association, 2018: 1-3.

[19]QU L, LI X, XIONG Y. Opportunities and hurdles to European market access for multi-herbal traditional Chinese medicine products: An analysis of EU regulations for combination herbal medicinal products[J]. Pharmacological Research, 2022, 186: 106528-106536.

[20]ZHANG H, HOU Y, EHBAL T. A comparative analysis of the anti-inflammatory effects of Hyssopus cuspidatus Boriss. Essential oil and aspirin on chronic inflammation models in mice[J]. International Journal Of Clinical And Experimental Medicine, 2019, 12 (7): 8261-8270.

[21]ZHOU X, HAI Y G, TUN H X. Physicochemical evaluation and essential oil composition analysis of Hyssopus cuspidatus Boriss from Xinjiang, China[J]. Pharmacognosy Magazine, 2010, 6 (24): 278-281.

[22]卫生部药典委员会. 中华人民共和国卫生部药品标准维吾尔药分册[M]. 乌鲁木齐: 新疆科技卫生出版社, 1999.

[23]帕丽达·阿不力孜, 阿提坎木·瓦合甫, 媛媛, 等. HPLC 法测定维药神香草及混淆品大苞荆芥中齐墩果酸与熊果酸[J]. 中成药, 2014, 36 (12): 2570-2573.

[24]XIA J X, ZHAO B B, ZAN J F. Simultaneous determination of phenolic acids and flavonoids in Artemisiae Argyi Folium by HPLC-MS/MS and discovery of antioxidant ingredients based on relevance analysis[J]. Journal of Pharmaceutical and Biomedical Analysis, 2019, 175: 112734-112741.

[25]WU H F, GUO J, CHEN S L. Recent developments in qualitative and quantitative analysis of phytochemical constituents and their metabolites using liquid chromatography-mass spectrometry [J]. Journal of Pharmaceutical and Biomedical Analysis, 2013, 72: 267-291.

[26]熊晓莉, 万书源, 龚来觊, 等. 现代化中药质量控制中液质联用技术的应用与展望 [J]. 现代盐化工, 2022, 49 (3): 73-75.

[27]HAN L, WANG R Z, ZHANG X. Advances in Processing and Quality Control of Traditional Chinese Medicine <i>Coptidis rhizoma</i> (Huanglian): A Review[J]. Journal of Aoac International, 2019, 102 (3): 699-707.

[28]PAVELA R. Insecticidal activity of certain medicinal plants[J]. Fitoterapia, 2004, 75 (7-8): 745-749.

［29］王亚男，马骏，马秀敏，等．维吾尔药神香草对变应性哮喘小鼠细胞因子的影响［J］．上海中医药大学学报，2008（3）：58-60.

［30］丁剑冰，王亚男，马秀敏，等．神香草的实验研究［J］．新疆中医药，2002（3）：10-11.

［31］MAZZANTI G，LU M，SALVATORE G. Spasmolytic action of the essential oil from Hyssopus officinalis L. var. decumbens and its major components［J］. Phytotherapy Research，1998：12.

［32］LU M，BATTINELLI L，DANIELE C. Muscle relaxing activity of *Hyssopus officinalis* essential oil on isolated intestinal preparations［J］. Planta Medica，2002，68（3）：213-216.

［33］MATSUURA H，MIYAZAKI H，ASAKAWA C. Isolation of α-glusosidase inhibitors from hyssop（*Hyssopus officinalis*）［J］. Phytochemistry，2004，65（1）：91-97.

［34］郭玉婷，耿直，兰卫，等．维药神香草提取物对Ⅰ型糖尿病小鼠血糖及糖耐量的影响［J］．新疆医科大学学报，2015，38（11）：1351-1353.

［35］张洪平，李得新，周月．维药神香草挥发油的抗炎、止咳、祛痰及镇痛药效学研究［J］．中国药师，2017，20（2）：221-224.

［36］裘惠霞，姚雷．神香草及提取物的抗衰老作用［J］．上海交通大学学报（农业科学版），2005（1）：1-4.

［37］谷会青，张洪平，侯亚申，等．神香草挥发油对急性炎症的作用［J］．医药导报，2019，38（9）：1163-1166.

［38］马雪萍．神香草多糖对哮喘大鼠细胞因子和神经内分泌免疫网络的实验研究［D］．乌鲁木齐：新疆医科大学，2011.

［39］毛艳，贺金华，铁偲，等．维药神香草聚酰胺树脂柱40%乙醇洗脱物的成分分析及其对哮喘小鼠炎症的改善作用［J］．中国药房，2017，28：（25）：3532-3535.

［40］麦麦提江·阿依丁．神香草总黄酮主要化学成分分析及体外抗氧化、抗炎作用研究［D］．乌鲁木齐：新疆医科大学，2018.

［41］高涵琪．维药神香草具抗炎活性的挥发性质量标志物研究［D］．武汉：华中科技大学，2022.

［42］康瑜，张亚杰，沈晓丽，等．神香草提取物抗炎作用机制研究［J］．中药材，2022，45（1）：187-193.

［43］YUAN F J，LIU R，HU M Y，et al. JAX2, an ethanol extract of *Hyssopus cuspidatus* Boriss, can prevent bronchial asthma by inhibiting MAPK/NF-κB inflammatory signaling［J］. Phytomedicine，2019，57：305-314.

［44］南洋，徐鹏，丁宏，等．现代分析技术在中药质量评价中的应用［J］．环球中医药，2015，8（11）：1421-1424.

［45］张宏斌，胡斌，袁华平，等．气相色谱-质谱（GC-MS）技术在突发性公共卫生事件的应用［J］．中国卫生检验杂志，2009，19（5）：1183-1184.

3 基于网络药理学的靶点筛选

3.1 网络药理学概述

3.1.1 网络药理学的发展现状

传统药理学在解析中药独特的作用机制上仍存在一定的局限性，通常依赖于"靶点—药物"模型，这一模型在选择靶点的过程中只能针对单一靶点进行药物筛选，导致药物研发过程中失败率高、成本昂贵。而网络药理学是一门结合系统生物学、计算机生物学和多向药理学的新兴学科。经过大数据分析，能够详细揭示中药的多向药理作用和机制[1]。2007 年，英国药理学家 Andrew L Hopkins 在 Nature Biotechnology 上首次提出"网络药理学"这一概念[2]。网络药理学符合中医整体哲学的关键思想，作为一种最先进的技术，该方法将研究范式从当前的"一个靶点、一种药物"模式更新为一种新的"网络靶点、多成分"模式。民族药的网络药理学研究通常集中在预测潜在作用靶标、阐明药效成分、明确作用机制以及科学解释组方配伍规律等方面[3]。最常用的网络药理学研究思路是从已知药物和疾病出发，探讨药物治疗疾病的具体机制，即针对已验证疗效但机制不明的药物进行深入分析。另一种思路则是以已知药物为基础，探索未知疾病，通过构建药物—靶点—信号通路—疾病网络模型的过程中可能发现新的病症，然后会出现治疗新病症的前药或先导化合物，为"异病同治"的新靶向药物开发提供新方向。

常用的网络药理学工具包括：DrugBank、STITCH、中药化学信息数据库等包含药物分子数据的数据库；与有效成分相关的数据库如 PubChem、ChEMBL、KEGG、Target 数据库；与基因相关的数据库如 OMIM、TCMID、TCMSP；与蛋白质相关的数据库如 HPRD、BioGRID、IID、PDB；生物分子相互作用数据库如 HPRD、BIND、DIP、HAPPI、MINT、STRING 和 PDZBase。除了这些数据库外，还需要结合一些必要的软件如 Cytoscape、Pajek、VisANT、GUESS、PATIKAweb 和 CADLIVE 来查找必要的信息。目前，在中药研究领域，使用最广泛的网络分析软件是 Cytoscape、GUESS、Pajek 和 VisANT。

　　随着现代科学技术的快速发展，许多疾病已被证实是由多种因素共同引起的。因此，"多靶点、多组分、多疾病"治疗疾病已成为一种趋势，它涉及使用多种药物治疗疾病。基于网络药理学，数据筛选可以证明中药治疗疾病的有效性。Liu 等通过药物靶向过程和网络药理学评估药物相似度，从肉苁蓉中筛选出133 个靶点，并利用+e 算法列出了前 10 个药物组合，选择概率集成方法（PEA）构建复合目标路径[4]。Yang 等基于网络药理学建立了药物数据库，并在中国生物医学文献数据库（CBM）中筛选出五种治疗骨关节炎的药物：牛膝、当归、甘草、杜仲和芍药，验证了它们的核心相容性。然后识别骨关节炎的相关基因和上述药物的靶蛋白。采用 Ingenuity 通路分析（IPA）方法构建分子网络，得到这些药物通过影响细胞免疫及相关增殖、生长和凋亡途径，在骨关节炎治疗中发挥了重要作用的结论[5]。Sheng 等通过网络药理学手段发现，与纤溶、凝血因子、血小板聚集相关的 41 个蛋白靶点与复方血栓通（FXST）的 22 个成分相关。据预测，治疗条件可以通过靶点和组分之间的相互作用来实现。fxst 胶囊含有多种化学成分，可作用于同一疾病靶点并相互作用以治疗血栓形成。在脂多糖诱导的弥散性血管内凝血（DIC）大鼠模型中进行了实验验证，结果表明 FXST 对DIC 有治疗作用[6]。Wu L. 等借助网络药理学，收集与急性心肌缺血（AMI）相关的基因和蛋白数据，构建了 AMI 特异性机体紊乱网络，并制定了机体紊乱网络恢复指数以检测 AMI 网络恢复正常状态的能力，间接证明了气血益气（QSYQ）的治疗效果[7]。Shen H. 等使用高效液相色谱—质谱联用技术测定了大鼠口服乌头碱煎剂后血浆中乌头碱、次乌头碱和新乌头碱的含量，分析了其药代动力学变化。结果表明，甘草附子合饮后，三种成分的 Cmax（峰浓度）和AUC（药时曲线下面积）均有不同程度的降低，而平均停留时间（MRT）和末端消除半衰期（t1/2）均有所延长，说明了甘草与附子的联合使用能够减缓有毒物质的吸收，具有一定的抗衰减作用[8]。网络药理学具有系统性、动态性和整体性的特点，与传统医学的防治理念相契合，随着生物信息学的快速发展，网络药理学以大型数据库为基础，已成为从分子水平到通路水平详细表征复杂药物系统作用机制的有用工具，为现代研究提供了新方法、新策略[9]。网络药理学还广泛应用于中医治疗癌症、哮喘、心血管疾病等复杂疾病的机制研究中[10]。

3.1.2　网络药理学传统的应用方式

　　传统的网络药理学研究方法的存在一些局限性，包括在文献和数据库中检索药物成分时可能不全面，以及可能出现假阳性结果，导致最终得到的研究结果不够准确。这些缺陷往往会影响对治疗疾病中的关键药物成分的识别，从而限制了中药的应用。在传统方法中，研究者通常通过查阅文献和利用药味数据库等来筛选中药的有效成分。接着利用配体预测的方法进行信息挖掘，检索相关的化学成分的作用靶点基因及其与特定疾病相关的靶点信息。在此过程中，UniProtKB 数据库作为重要的数据来源，能够验证药物—疾病共同靶点基因。将共同靶点基因导入 STRING 数据库，利用各种生物信息学工具和平台进行可视化分析，形成相关的网络图谱。尽管传统的网络药理学能够简化实验过程，减少繁杂的实验设计和实施带来的时间和资金成本，但其局限性也不容忽视。药物成分的检索往往会受限于数据库的更新和准确性。因此，在实际研究中，可能会发现一些药物的有效成分未能被充分识别，或错误地将某些并无真正治疗作用的成分列入有效成分中，造成假阳性的现象。此外，大部分药物在体内需要经过吸收，进入血液循环才能发挥其药效，这也意味着仅通过化学成分的预测和分析尚不足以准确界定其有效性。针对这些问题，我们在研究中采取了改进的方法，建立了一个针对中药成分的综合性数据库。以神香草为例，我们通过高效液相色谱—质谱联用仪（HPLC－MS）对治疗哮喘小鼠的血液成分进行检测。通过将检测到的血液成分数据导入 Unifi 平台，可以直接分析和确认神香草入血成分。在这一过程中，我们的数据库成为关键工具，不仅整合大量的实验数据，还经过严格的验证过程，确保所获得的数据具有一定的可靠性。这一方法的核心在于：通过对药物成分在血液中的存在进行分析，我们能够识别出真正参与治疗作用的有效成分。而这些有效成分在后续的实验和临床应用中，将成为潜在的靶向治疗候选物。所以通过建立专门的中药成分数据库，并结合高效液相色谱—质谱联用技术获得的血液成分数据，可以有效补充传统网络药理学方法在成分识别方面中的不足，获得更为准确的结果，为中药的现代化研究提供了新的思路和实践方案。

3.2　基于网络药理学神香草抗哮喘机制的探索

3.2.1　神香草治疗哮喘的进展

神香草具有抗炎、镇咳、平喘等多种药理作用，能够通过抑制气道炎症反应、松弛支气管平滑肌及改善肺功能来发挥治疗功效，历来被用于治疗呼吸系统疾病[11]。传统药物往往针对单一靶点进行干预，而神香草作为天然药物，其活性成分能够同时作用于多个靶点。这种多靶点的特性使神香草在哮喘治疗中更具优势。通过网络药理学的技术分析，能够识别神香草各成分在哮喘治疗全过程中的不同作用点，从而为药物的联合应用提供理论依据。近年来的研究表明，神香草中的活性成分均具有显著的抗炎和抗过敏作用。

郭朋程[12]的研究利用鸡卵白蛋白(OVA)诱导的哮喘模型小鼠，考察了罗欧咳祖帕(LKZP)的抗哮喘活性，其主药成分为神香草。研究通过梳理文献，整理出 LKZP 的化学成分，发现其具有 136 个潜在的活性化合物和 841 个作用靶点，其中有 66 个为核心靶点。这些核心靶点主要参与 PI3K-AKT、ErbB、雌激素和VEGF 等信号通路的调节，从而调节气道炎症和气道重塑，发挥治疗哮喘的作用。开丽比努尔·阿布来提[13]的研究利用代谢组学和网络药理学方法，探讨了硬尖神香草(SXC)抗哮喘的机制。研究发现 SXC 可能通过其主要成分如蒙花苷和丁香酚等，作用于 DAO、NOS2 等 7 个靶点，参与精氨酸与脯氨酸代谢等过程，影响谷氨酸和甘氨酸等关键代谢物，进一步发挥抗哮喘功效。刘林慧[14]基于网络药理学，从神香草的化学成分出发，挖掘文献并建立成分—靶点—通路图，预测出多个可能的抗哮喘靶点和通路。她发现神香草中的 β-谷甾醇、木犀草素、亚油酸乙酯、豆甾-4-烯-3-酮(Sitostenone)、亚麻酸乙酯和蒙花苷等成分，可能通过调控 TNF、MAPK3、ICAM1 等 59 个主要靶点基因，以及通过Fcepsilon RI 等 20 多条相关信号通路，参与抗哮喘的过程。此外，Liu R C 等[15]通过文献检索，收集到了神香草相关的 11 个化合物，利用 TCMSP 和 SwissTargetPrediction 等数据库进行了靶点预测和活性化合物筛选，最终确定了 8 个活性化合物和 258 个潜在靶点。其中，IL-6、JUN、TNF、IL-10、CXCL8 等靶点在哮喘发病机制中具有重要作用。研究的 KEGG 通路分析显示，SXC 通过调节MAPK、IL-17、Toll 样受体(TLR)和 TNF 等信号通路，可有效治疗哮喘。综上所述，神香草在抗哮喘的研究中展现出良好的潜力。其多靶点、多通路的治疗机制，表明了该中药的复方特性可能更适合复杂的哮喘病理状态。所以基于网络药理学研究神香草在治疗哮喘的机制上具有重要意义。

3.2.2 方法概述

通过 HPLC-MS 检测小鼠血样找到 SXC 入血活性成分后，通过 PubChem 网站查找有效化合物的 SMILES 结构式和 Compound CID，综合运用 Swisstarget-Prediction 数据库、SEA、BATMAN 和 TCMSP 平台作为虚拟筛选工具，检索神香草化学成分作用靶点基因信息，删除重复项后，获得神香草化学成分作用靶点。在 GeneCards、OMIM、e-TSN 和 Disgenet 等数据库中以"asthma"为关键词进行检索哮喘相关靶点。利用 VENNY 网站找出神香草有效成分和哮喘疾病的共同靶点，运用 Cytoscape 可视化工具，得到神香草化学成分与过敏性哮喘的分子相互作用网络和生物途径。

把有效靶点 Degree 值、BetweennessCentrality 和 ClosenessCentrality 高于平均值的靶点筛选出来，得到 58 个核心靶点。通过 STRING 数据库获得神香草化学成分核心靶点 PPI 网络，使用 Cytohubba 插件计算出核心靶点间存在强相互作用的靶点之间的关系。

使用 Metascape 网站对核心靶点进行 GO 功能分析，以校正后 P 值排序结果为依据，选择前 10 条在"微生信"平台上作柱状图，探究核心靶点相关的生物过程（biological process，BP），细胞组分（cellular component，CC）和分子功能（molecular function，MF）。

将神香草化学成分治疗过敏性哮喘的作用靶点导入 KOBAS 平台上，进行基因组百科全书（kyoto encyclopedia of genes and genomes，KEGG）通路富集分析，背景数据库和基因集限定物种设置为"Homo Sapiens"，即可得到信号通路信息。

把成分—靶点—通路的对应信息整理出来使用微生信将相互作用网络可视化，绘制桑基图。再利用 AutoDock 软件计算分子对接结合能，使用 PyMOL 软件将结果可视化进一步分析验证神香草化合物治疗哮喘的靶点。

3.2.3 基于网络药理学的神香草提取物抗哮喘通路、靶点筛选

通过神香草提取物干预的过敏性哮喘模鼠入血成分的监测，共计完成 12 种活性成分的定量分析，如表 3-1 所示。我们以这 12 种成分作为网络药理学研究的起点。这 12 种入血成分均有抗炎作用，其中老鹳草素是老鹳草、叶下珠、睡莲花等药用植物中的主要活性成分，有研究表明老鹳草素能阻断质蛋白 NF-κB 磷酸化，抑制 NF-κB 活性，NF-κB 在气道炎症和过敏反应中起关键作用，抑制 NF-κB 活性可能会减轻哮喘症状和发作频率，说明老鹳草素在治疗哮喘上可以发挥一定作用[16]。Wang. JS 研究蔓荆子黄素对人气道上皮细胞炎症反应和黏液与细胞外基质表达的影响和机制，结果表明蔓荆子黄素可以抑制 NF-κB 通路[17]，表明它可能是治疗哮喘的新型治疗策略。菊苣酸是一种咖啡酸衍生物，主要存在于紫锥菊、菊苣、白头翁等天然植物中，李琴等人探讨了膳食添加菊苣酸对过敏性哮喘小鼠的体内调节作用，研究表明与过敏性哮喘模型组相比，

膳食菊苣酸干预组挠鼻症状明显改善，外周血嗜酸性粒细胞数量、嗜酸性粒细胞/淋巴细胞比值显著下降，肺组织 Th2、Th17、Tc2、Tc17 百分比降低，说明通过膳食补充菊苣酸能有效改善过敏性哮喘小鼠体内的炎症[18]。木樨草苷具有止咳、祛痰、平喘的作用，是新疆特有药材青兰中治疗气管炎的主要有效成分[19]，在一定程度上可以减缓哮喘症状。芦丁是一种来源很广的黄酮醇苷化合物，存在于植物中，尤以槐花、槐实中含量最为丰富。Lv 等人发现在卵清蛋白（OVA）诱导的哮喘小鼠模型中，芦丁可以显著降低 Th2 细胞因子(IL-4、IL-5、IL-13)，增强支气管肺泡灌洗液(BALF)中的 IFN-γ 水平，使 OVA 特异性血清 IgE 降低，使肺组织学改善，还可以通过抑制炎症介质和炎性细胞浸润来有效抑制 OVA 诱导的哮喘[20]。此外，白杨素、绿原酸和迷迭香酸在治疗哮喘疾病上也发挥重要作用，将在后续章节详细介绍。

表 3-1　硬尖神香草入血成分（哮喘模型鼠）

英文名	中文名	CAS 号	分子式
Brevilin A	短叶老鹳草素 A	16503-32-5	$C_{20}H_{26}O_5$
Buddleoside	蒙花苷	480-36-4	$C_{28}H_{32}O_{14}$
Casticin	蔓荆子黄素	479-91-4	$C_{19}H_{18}O_8$
Chrysin	白杨素	480-40-0	$C_{15}H_{10}O_4$
Chicoric acid	菊苣酸	70831-56-0	$C_{22}H_{18}O_{12}$
Luteolin	木樨草苷	5373-11-5	$C_{21}H_{20}O_{11}$
Ellipticine	玫瑰树碱	519-23-3	$C_{17}H_{14}N_2$
Kaempferol-3-O-glucorhamnoside	百蕊草素 I	40437-72-7	$C_{27}H_{30}O_{15}$
Liquiritin apioside	芹糖甘草苷	74639-14-8	$C_{26}H_{30}O_{13}$
Rosmarinic acid	迷迭香酸	20283-92-5	$C_{18}H_{16}O_8$
Rutin	芦丁	153-18-4	$C_{27}H_{30}O_{16}$
Chlorogenic acid	绿原酸	327-97-9	$C_{16}H_{18}O_9$

将每种化合物在 Swiss Target Prediction 数据库、SEA、BATMAN 和 TCMSP 平台上进行检索，得到神香草化学成分治疗哮喘时作用靶点的基因信息，如下所示。

Brevilin A 的靶点为：TLR9，IKBKB，F2，TERT，PREP，ABCB1，NR3C2，AR，PTPN1，PRKCA，NR3C1，PTGS2，OPRK1，HSD11B1，TACR1，F10，GRM5，JAK3，JAK1，JAK2，MMP3，MMP1，CTSB，CTSS，CTSK，CDK1，CTSL，

HTR2B、P2RX7、BCL2L1、HCRTR1、PRSS1、PIM1、PIM2、ALPL、IRAK4、CX-CR3、CMA1、CDC25B、ELANE、TACR3、ALOX5、BRD4、HTR2A、CCR3、PPP2CA、AVPR1A、MAPK14、KCNA5、TSPO、CSF1R、FLT1、PDGFRB、MT-NR1A、LCK、CDK2、CDK4、FGFR1、MAPK10、RPS6KA2、HTR6、PPARG、EPHX2、CTSG。

Buddleoside 的靶点为：TNF、AKR1B1、IL2、ADORA1、XDH、NMUR2、ADRA2A、ACHE、CA4、ALDH2、EGFR、RPS6KA3、CA2、CD38、NOX4、TP53、PDE5A、ALOX5、DRD2、SLC5A1、PRKCD、PRKCA、PRKCB、PRKCZ、PRKCE、PRKCH、PLG、CYP1B1、ADORA3、ADORA2A、SER-PINE1、KIT、ABCG2、PTGS2、PIM1、PRKACA、TNKS、PLA2G2A、MAOA、ESR1、ESR2、SYK、GSK3B、HSD17B1、TTR、CFTR、CHEK2、CHEK1、F10、ADRB1、GRK7、GRK2、GRK1、GRK5、GRK4、OPRM1、GLO1、PARP1、MMP9、MMP2、MMP12、ARG1、CYP1A1、CYP1A2、TERT、HSP90AB1、TYR、MCL1。

Casticin 的靶点为：AKR1B1、ABCG2、NOX4、PLG、XDH、ADORA1、ADORA3、ALOX5、ADORA、MMP13、MMP2、MCL1、MAPT、GLO1、MPO、PIK3R1、PYGL、NEK6、PLA2G1B、APEX1、AKR1C1、AKR1C3、AKR1A1、CA2、MAOA、EGFR、OPRM1、CDK2、ALOX15、MMP3、KDR、PIM1、SYK、CYP1B1、ARG1、ABCB1、MMP9、CDK1、ALOX12、GSK3B、ODC1、PIK3CG、KIT、SRC、PTK2、PLK1、F2、ABCC1、TYR、AHR、ESRRA、CA4、HSD17B1、ACHE、CXCR1、CA5A、ST6GAL1、MYLK、IGF1R、INSR、MPG、SLC22A12、ESR2、BCHE、AKT1、AVPR2、CD38、AXL、TERT。

Chrysin 的靶点为：AKR1B1、XDH、CA2、CA4、ABCB1、CYP1B1、AB-CG2、TNKS、ALOX15、ALOX12、ESR1、ESR2、HSD17B1、ACHE、ADORA1、ADORA2、PARP1、CDK1、GRK6、NOX4、MAOA、PTGS2、SYK、GSK3B、ABCC1、TTR、CFTR、LCK、IKBKB、NTRK2、BCHE、ADORA3、ALOX5、PIM1、EGFR、AR、ARG1、PFKFB3、CALM1、GLO1、MMP9、MMP2、MMP12、CD38、TERT、CYP1A1、ESRRA、TYR、AHR、SLC22A12、PRKDC、ST6GAL1、PIK3CG、MAPT、TOP2A、INSR、MYLK、APEX1、TBXAS1、KIT、MAOB、PTPN1、NOS2、PLA2G2A、PLA2G4A、IGF1R、KDR、PLK1、AXL、PDE5A、SRC、PLG、F2、CYP1A2。

Chicoric acid 的靶点为：NMUR2、ADRA2A、ACHE、AKR1B1、CA4、

RPS6KA3，CA2，NOX4，PTGS2，XDH，CD38，PDE5A，ADORA1，IL2，ALOX5，TNF，ADORA3，TERT，CYP1B1，TDP1，ADRB1，PLG，SERPINE1，MCL1，ABCG2，ALDH2，VCP，PRKCD，PRKCA，PRKCB，PRKCE，PRKCH，TP53，EGFR，CHEK2，CHEK1，ADORA2A，PRKCZ，PRKACA，ITGA3，KCNH2，CCR1，F10，KDM6B，OPRM1，ABCB1，CYP1A1，CYP1A2，MAPT，AVPR2，TOP2A，MAOA，IGF1R，INSR，F2，PIM1，GLO1，MYLK，MPO，PIK3R1，PYGL，SYK，GSK3B，PTK2，KDR，MMP13，MMP3，ALOX15，PLK1，CDK1，MMP9，PIK3CG，MMP2。

Luteolin 的靶点为：NMUR2，MMP9，AKR1B1，MMP2，MMP12，FYN，TTR，MMP1，ERBB2，EGFR，ESR1，PTGS1，LCK，MAPK1，AKR1C3，PRKCD，CA4，CA2，MGLL，ELANE，MMP13，TMPRSS15，PRSS1，TLR4，HDAC1，CA5A，MMP3，MAOB，ABCB1，ANPEP，ERAP1，SLC37A4，P2RY4，P2RY2，P2RY6，F2，F10，CMA1，TYR，ADORA3，PTGDR2，PRKCA，LGALS3，MMP8，MMP7，MME，ALOX5，SLC5A2，GABBR1，C3AR1，ACE，CASP3，SLC5A1，IL2，PTPN1，ADORA2B，PDE5A，PDE4D，PDE9A，BCHE。

ELLIPTICINE 的靶点为：NMUR2，PDGFRA，CCR5，CCR8，KIT，CCR1，GSTP1，PLA2G7，JAK3，JAK1，KIF11，CTSK，CTSS，GSK3B，ERBB2，CYP24A1，CYP26A1，HTR2C，ABCC1，ALDH2，CTSL，F2R，HRH3，STAT3，THRB，EPHX1，PLAUR，CSF1R，HRH4，MAPK9，TRPV1，VDR，PDE4A，IDH1，HTR1D，HPRT1，TRPA1，CHRM4，FYN，CHRM1，TACR2，CHRM3，CYP2D6，CYP1A2，CYP2C9，CYP2C19，CYP2A6，PTGS1，SLC6A4，CTSB，NR1I2，EPHX2，HSD11B1，MAPK10，LSS，EPHB3，P2RX7，MMP13，MMP9，MMP2，MMP14，MGLL，RAF1，PLA2G6，HTR2A，TSPO，TNKS，KLKB1，PRSS1，ABCG2，CYP11B2，HTR2B，PARP1。

Kaempferol-3-O-glucorhamnoside 的靶点为：NMUR2，AKR1B1，XDH，MAOA，CA2，ALOX5，ADORA1，GLO1，SYK，GSK3B，PARP1，TTR，MMP9，MMP2，CA4，MMP12，CD38，CYP1B1，ABCG2，TNKS，ARG1，ABCC1，HSD17B1，ACHE，ABCB1，ESR2，ADORA2A，ALOX15，ALOX12，ESR1，PTGS2，CFTR，GRK6，CDK2，TERT，CDK1，TYR，AHR，ESRRA，AVPR2，IGF1R，EGFR，F2，PIM1，MPO，PIK3R1，PYGL，SRC，PTK2，KDR，MMP13，MMP3，PLK1，CXCR1，AKT1，NEK6，PLA2G1B，CA5A，

AXL，AKR1C1，AKR1C3，AKR1A1，PFKFB3，PLG，AR。

Liquiritin apioside 的靶点为：SRD5A1，TYR，SLC5A1，SLC5A2，PTGS1，CA2，MAOB，CYP1B1，TDP1，ABCC1，HSD17B1，ABCG2，MMP12，ABCB1，CA5A，ESR1，ESR2，HRAS，TERT，MMP13，EPHX2，ADORA1，AKR1B1，GAA，EDNRA，ALDH2，ADORA3，CA4，PLA2G1B，ADORA2A，F2，SERPINE1，MAG，AKR1C3，EGFR，GRM5，MMP2，SLC10A2，CASP1，KLK1，JUN，MMP14，CASP3，PLA2G2A，PLA2G5，PLA2G10，MAPT，DNMT1，KCNH2，MAPK14，PGD，BCL2，FUT4，STAT1，PTPN1，HSP90AA1，FN1，ITGAL。

Rosmarinic acid 的靶点为：FYN，AKR1B1，TTR，MMP1，MMP9，MMP2，CA2，MMP12，CA4，MMP13，MMP3，AKR1C3，EGFR，LCK，ERBB2，SELL，SELE，SELP，ESR1，PPARD，TYR，PIM1，IGFBP3，ALDH2，F3，MAPK1，MAPK8，CASP3，CASP6，CASP7，CASP8，CASP1，PTGDR2，PADI4，CA5A，PPARA，SLC5A2，SLC5A1，PTGS1，VCP，ADORA3，EPHX2，ADAMTS4，PPARG，ANPEP，DHODH，PRKCA，ACE，TNF，ATIC，KDM4C，IL2，HDAC1，THRA，PADI3，THRB，AGTR1，ECE1，PTGS2，TDP1，GABBR1，LTA4H。

Rutin 的靶点为：NMUR2，ADRA2A，ACHE，AKR1B1，NOX4，CA4，CA2，RPS6KA3，XDH，CD38，PTGS2，PDE5A，TNF，IL2，ADORA1，ALOX5，TERT，ADORA3，VCP，PLG，ABCG2，CYP1B1，TDP1，TP53，ESR1，SERPINE1，PRKCD，PRKCA，PRKCB，PRKCZ，PRKCE，PRKCH，PRKACA，F10，MCL1，CHEK2，CHEK1，ALDH2，HSP90AB1，KCNH2，CCR1，EGFR，ADORA2A，MAPT，AVPR2，TOP2A，MAOA，IGF1R，INSR，F2，PIM1，GLO1，MYLK，MPO，PIK3R1，PYGL，SYK，GSK3B，PTK2，KDR，MMP13，MMP3，ALOX15，PLK1，CDK1，MMP9，PIK3CG，MMP2，ALOX12，CXCR1。

Chlorogenic acid 的靶点为：AKR1B1，MMP13，MMP2，MMP12，ELANE，SLC37A4，PYGL，PRKCD，PRKCA，PDE5A，PDE4D，PDE9A，CA2，EDNRA，ABCB1，NEU4，MGLL，PTPN22，EGFR，ERBB2，PTGS1，LCK，MAPK1，SRC，ALOX5，HPRT1，CASP3，CASP6，CASP7，CASP8，CASP1，IKBKB，TYR，PIK3CG，ACP1，CA4，CA5A，FUCA1，IGF1R，INSR，FPGS，BCHE，F2，ACE，MMP16，MMP14，MMP8，ALDH2，SLC5A2，ECE1，KDR，

HMGCR，MAOB，TMPRSS15，MME，PRSS1，MMP1，AKR1C3，HDAC3，HDAC6，HDAC2，HDAC1，MMP9。

运用 Cytoscape 可视化工具，作出神香草治疗过敏性哮喘作用靶点网络图。如图 3-1 所示，此网络共有 306 个节点，通过 799 条边进行相互作用。运用 STRING 数据库获得神香草治疗过敏性哮喘作用靶点 PPI 网络图，如图 3-2 所示，该 PPI 网络图共有 293 个节点，通过 4694 个边进行相互作用。

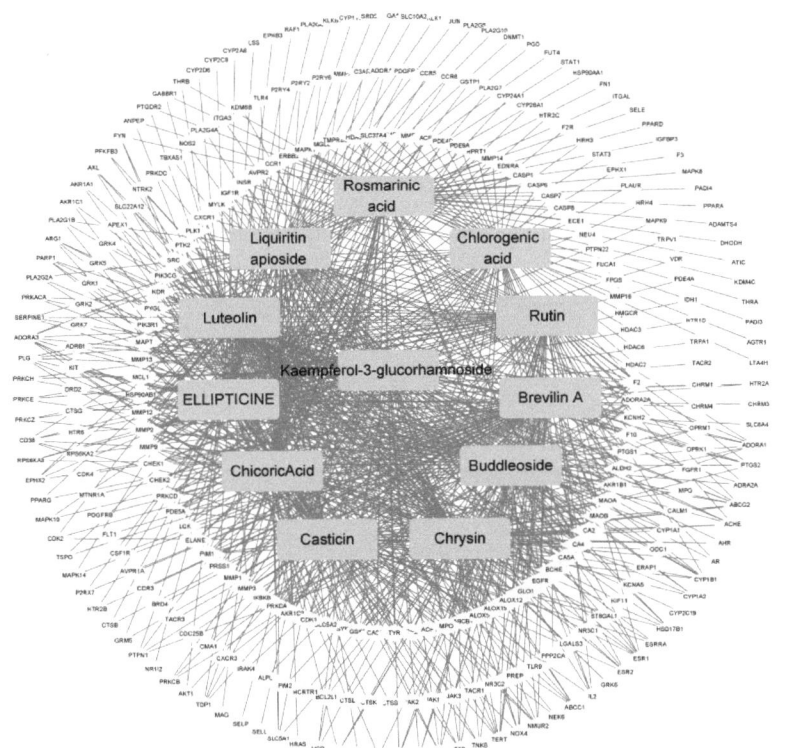

图 3-1　神香草治疗过敏性哮喘作用靶点网络图

对得到的 294 个药物—疾病交集靶点进行筛选，以确定神香草治疗哮喘的 PPI 网络中的核心靶点。如图 3-3 所示，此多维网络共有 15 个节点，通过 105 条边进行相互作用。Degree 值最大的节点被认为是蛋白—蛋白相互作用网络的"中枢节点"，在节点与节点间的作用中占据关键地位。将神香草治疗哮喘核心靶点中 Degree 值最高的前 10 位（Degree 值均为 9）作 PPI 网络图，包括 B 淋巴细胞瘤-2 基因（B-cell lymphoma-2，BCL2）、病毒癌基因（Sarcoma gene，SRC）、

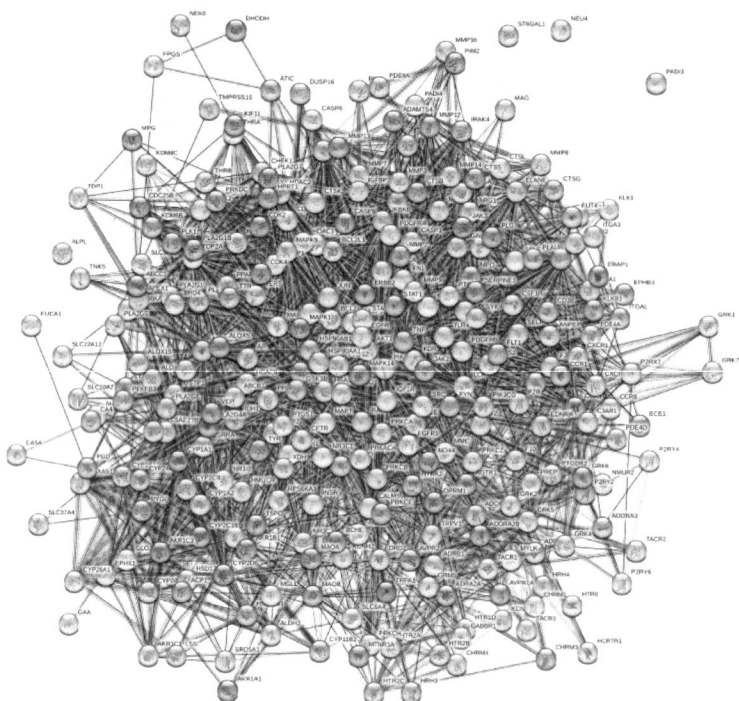

图 3-2 神香草治疗过敏性哮喘作用靶点 PPI 网络图

蛋白激酶 B1（AKT serine/threonine kinase 1，AKT1）、半胱天冬酶 3（Caspase 3，CASP3）、转录因子（Jun proto-oncogene，JUN）、肿瘤坏死因子（Tumor necrosis factor，TNF）、信号转导及转录激活因子 3（signal transducer and activator of transcription 3，STAT3）、雌激素受体 1（Estrogen receptor 1，ESR1）、表皮生长因子受体（Epidermal growth factor receptor，EGFR）和肿瘤抑制基因 TP53（Tumor protein p53，TP53）。

其中表皮生长因子受体（EGFR）及其配体的表达在哮喘患者的气道上皮细胞中显著增加，是哮喘病理变化的重要特征之一。EGFR 是一类跨膜受体酪氨酸激酶，在细胞生长、分化和存活的调控中起着关键作用。EGFR 的过度表达与哮喘患者气道上皮的结构和功能发生重塑密切相关。研究表明，EGFR 在其配体（如表皮生长因子）的激活下，会引起支气管上皮细胞中 claudin-1 蛋白的表达下调，当 claudin-1 水平下降时，气道上皮的屏障功能受损，外界的有害物质和过敏原更容易进入气道内部，引发和加重炎症反应。EGFR 的过度活化还会诱导黏蛋白 MUC5AC 的表达增加，使得气道变得狭窄，进一步加重气道阻塞

50

和炎症反应。肿瘤坏死因子(TNF)也是哮喘病理过程中不可忽视的关键因子。TNF 主要由淋巴细胞、巨噬细胞等免疫细胞产生，在急性炎症过程中扮演关键角色。TNF 的作用不仅限于引发细胞凋亡，它还能够通过促进其他炎性因子的释放(如白细胞介素-1β 和白细胞介素-6)，激活一系列炎症反应，增强气道的炎性反应性。TNF 的过度表达会增加呼吸道平滑肌的收缩性，诱发气道痉挛，导致患者呼吸困难。STAT3 在 IL-6、IL-10 和 IL-21 等细胞因子的信号传导中起重要作用，与免疫反应和炎症密切相关，而且 STAT3 还参与 Th2 细胞(促炎性细胞)和调节性 T 细胞的分化，从而影响过敏反应和气道炎症。JUN 是激活蛋白1(AP-1)转录因子复合物的组成部分，也参与调节多种促炎细胞因子(如 IL-1β、TNF-α 等)的表达，影响哮喘的炎症过程，而且 JUN 的过表达与气道平滑肌细胞增殖和重塑现象有关，JUN 在气道结构变化中发挥重要作用。

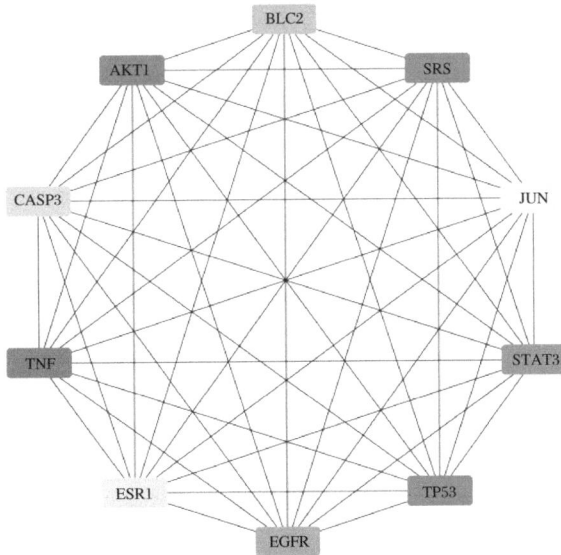

图 3-3　核心靶点中强相互作用的靶点 PPI 网络

使用 Metascape 网站对 58 个核心靶点进行 GO 功能分析，以校正后 P 值排序结果为依据，各选择其前 10 条，进行条形柱状图展示，如图 3-4 所示。由此可见，SXC 的核心靶点主要参与了响应激素(response to hormone)、蛋白质定位的正向调节(positive regulation of protein localization)、细胞对含氮化合物的反应(cellular response to nitrogen compound)、正调节磷代谢过程(positive regulation of phosphorus metabolic process)、对外源性刺激的反应(response to xenobiotic stimulus)、对氧化应激的反应(response to oxidative stress)、对脂多糖的反应(response to lipopolysaccharide)、miRNA 转录的调控(regulation of miRNA transcription)、细胞对细胞因子刺激的反应(cellular response to cytokine stimulus)和循环系统过程(circulatory system process)等生物过程。细胞组分主要涉及膜筏(membrane raft)、细胞膜外侧(external side of plasma membrane)、富含 Ficolin-1 的颗粒(ficolin-1-rich granule)、树突(dendrite)、细胞核周区(perinuclear region of cytoplasm)、细胞投射膜(cell projection membrane)、突触后(post-synapse)、顶端质膜(apical plasma membrane)、含胶原的细胞外基质(collagen-containing extracellular matrix)和核斑点(nuclear speck)等方面。分子功能主要与激酶结合(kinase binding)、血红素结合(heme binding)、醇基团作为受体的磷转移酶活性(phosphotransferase activity, alcohol group as acceptor)、RNA 聚合酶Ⅱ特异性 DNA 结合转录因子结合(RNA polymerase Ⅱ-specific DNA-binding transcription factor binding)、蛋白酶结合(protease binding)、泛素-蛋白连接酶结合(ubiquitin-protein ligase binding)、一氧化氮合酶调节活性(nitric-oxide synthase regulator activity)、蛋白酪氨酸激酶活性(protein tyrosine kinase activity)、Hsp90 蛋白结合

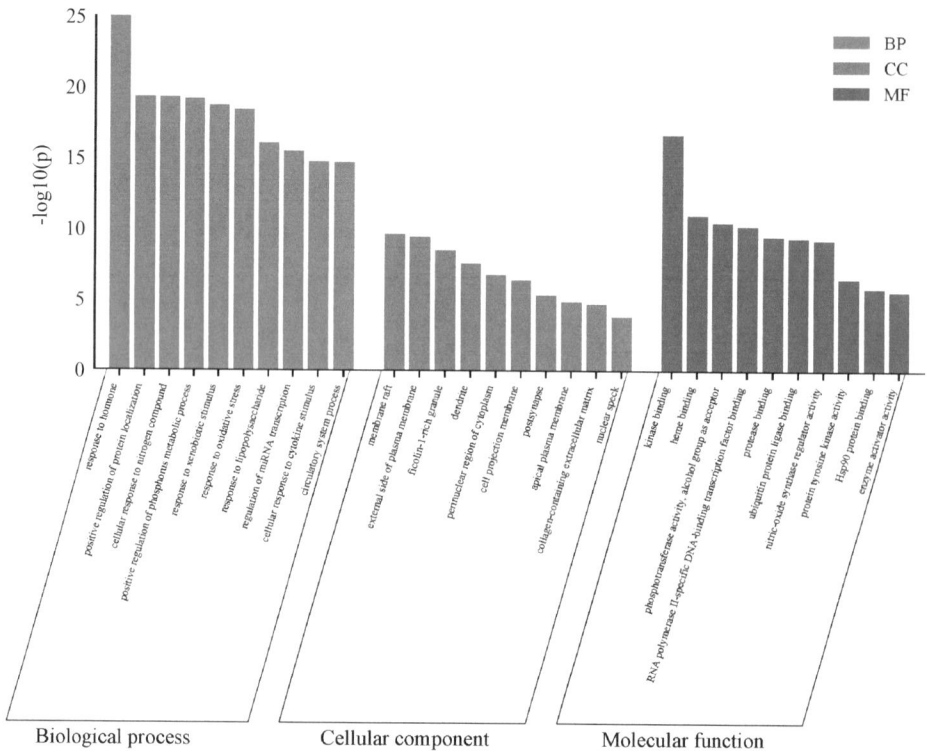

图 3-4　核心靶点基因的 GO 功能分析

（Hsp90 protein binding）和酶激活剂活性（enzyme activator activity）等有关。

SXC 核心靶点富集的 KEGG 信号通路，如图 3-5 所示，共富集了 274 条可能的信号通路。神香草中的多种活性成分作用于复杂的靶点网络，调节关键靶点蛋白，通过信号通路的传导，实现对过敏性哮喘的"多成分、多靶点、多通路"的治疗模式。这些通路不仅涉及哮喘相关的免疫反应、炎症反应和气道重塑等核心机制，还涉及多个关键的生物过程，与疾病相关联，展示了神香草在治疗过敏性哮喘中的多元机制。其中，外源性物质的代谢（Metabolism of xenobiotics by cytochrome P450）、药物代谢（Drug metabolism–cytochrome P450）、亚油酸代谢（Linoleic acid metabolism）、花生四烯酸代谢（Arachidonic acid metabolism）和 α-亚麻酸代谢（alpha-Linolenic acid metabolism）信号通路与脂质过氧化过程相关，而脂质过氧化过程在哮喘的发病机制中发挥重要作用，所以可以说明神香草在治疗哮喘时，可能通过以上通路来发挥疗效。

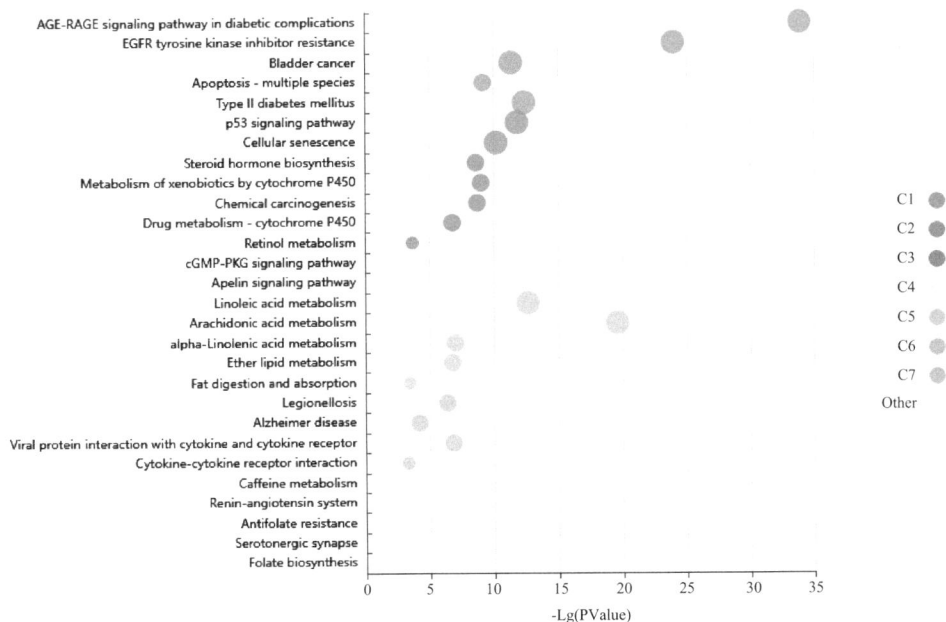

图 3-5　SXC 核心靶点富集的 KEGG 信号通路

为了更好地理解神香草与治疗哮喘之间的相互作用，我们构建了一个关键的中药成分—靶点—通路的相互作用网络。我们选择了校正后 P 值排序前 10 的通路，利用信号通路对应的交集百点基因以及相对活性化合物构建了桑基图，如图 3-6 所示，可以清晰地看到三者之间的作用关系。

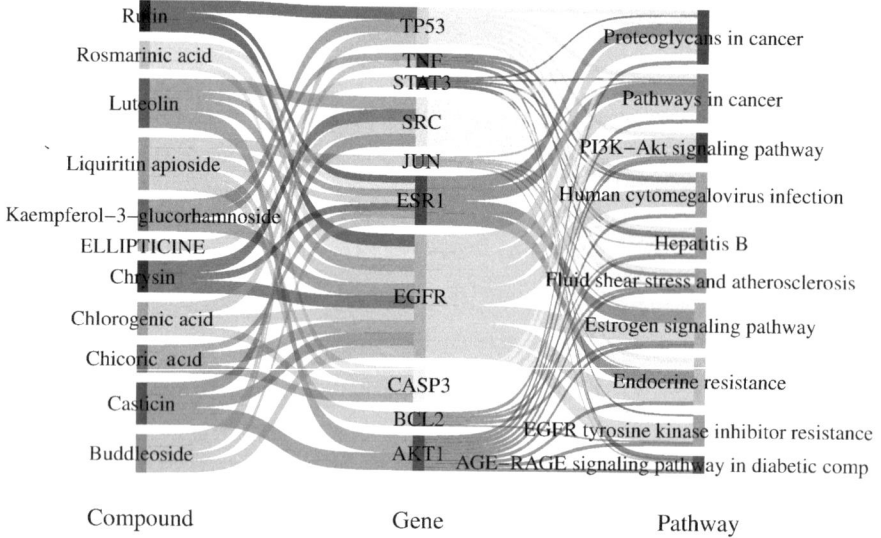

图 3-6　神香草治疗哮喘成分—靶点—通路网络

　　分子对接分析用于进一步验证神香草活性化合物治疗哮喘的靶点。结合能值表示化合物对其蛋白质靶点的亲和力，较低的绝对和相对能量值表明配体更接近其对应位点。分子对接结果分析如图 3-7 所示，活性化合物绿原酸对其靶点 CASP3 具有很强的结合亲和力，其对接结合能为 -7.83 kcal/mol。

　　通过以上结果发现，神香草有效成分的靶点在脂质过氧化通路上具有显著作用。揭示了神香草对哮喘治疗可能的机制，尤其是在调节与炎症相关的脂质代谢方面。脂质过氧化是指细胞膜中多不饱和脂肪酸在氧化应激作用下发生的

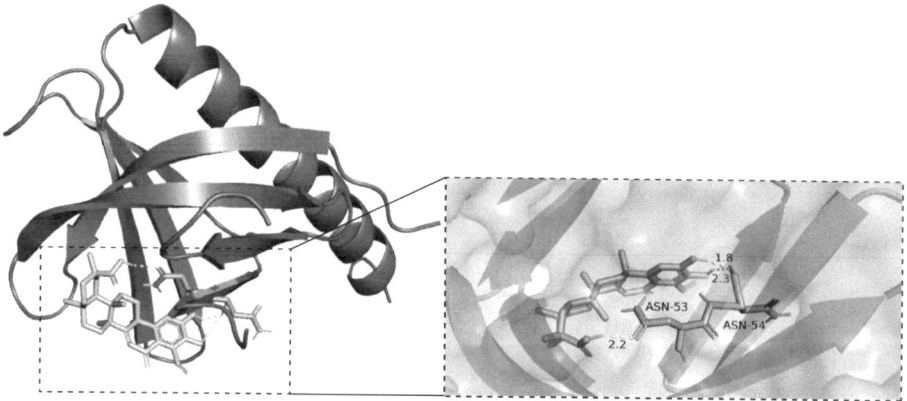

图 3-7　SXC 活性成分分子对接图

反应，这一过程会产生一系列反应性脂质过氧化物，从而引发细胞损伤和炎症反应。因此，深入研究脂质过氧化过程对于神香草在哮喘治疗中的应用具有重要意义。

参考文献：

[1]ZHANG R. Network Pharmacology Databases for Traditional Chinese Medicine：Review and Assessment [J]. Frontiers in Pharmacology, 2019, 10.

[2]HOPKINS A L. Network pharmacology：the next paradigm in drug discovery[J]. Nature Chemical Biology, 2008, 4(11)：682-690.

[3]LIU Y F. Network Pharmacology for Traditional Chinese Medicine Research：Methodologies and Applications[J]. Chinese Herbal Medicines, 2015, 7(1)：18-26.

[4]LIU J. In silico-based screen synergistic drug combinations from herb medicines：a case using Cistanche tubulosa[J]. Scientific Reports, 2017, 7(1)：16364.

[5]杨丽平．基于网络药理学预测中药复方治疗骨关节炎的分子机制[J]．上海中医药大学学报，2017, 31(6)：14-18.

[6]SHENG S, WANG J, WANG L, et al. Network pharmacology analyses of the antithrombotic pharmacological mechanism of Fufang Xueshuantong Capsule with experimental support using disseminated intravascular coagulation rats[J]. J Ethnopharmacol, 2014, 154(3)：735-744.

[7]WU L, WANG Y, LI Z, et al. Identifying roles of "Jun-Chen-Zuo-Shi" component herbs of QiShenYiQi formula in treating acute myocardial ischemia by network pharmacology[J]. Chinese Medicine, 2014, 9(1)：24.

[8]SHEN H. The effect of the compatibility of Radix Aconiti Laterlis and radix glycyrrhizae on pharmacokinatic of aconitine, mesaconitine and hypacmitine in rat plasma [J]. Zhong yao caiZhongyaocai Journal of Chinese medicinal materials, 2011, 34(6)：937-942.

[9]ZHOU Z C. Applications of Network Pharmacology in Traditional Chinese Medicine Research[J]. Evidence-Based Complementary and Alternative Medicine, 2020.

[10]HUANG S Q. Network Pharmacology-Based Prediction and Verification of the Active Ingredients and Potential Targets of Zuojinwan for Treating Colorectal Cancer[J]. Drug Design Development and Therapy, 2020, 14：2725-2740.

[11]YUAN F J. JAX2, an ethanol extract of Hyssopus cuspidatus Boriss, can prevent bronchial asthma by inhibiting MAPK/NF-κB inflammatory signaling [J]. Phytomedicine, 2019, 57：305-314.

[12]郭朋程，王婷，童应鹏，等．维药罗欧咳祖帕抗哮喘活性评价和作用机制研究[J]．世界中医药，2023, 18(19)：2711-2718.

[13]开丽比努尔·阿布来提．代谢组学结合网络药理学方法研究硬尖神香草与大苞荆芥

的抗哮喘作用机理[D]. 武汉：华中科技大学，2023.

[14]刘林慧. 神香草治疗过敏性哮喘的作用机制研究[D]. 武汉：华中科技大学，2022.

[15]LIU R C. Network Pharmacology-Based Analysis of the Underlying Mechanism of <i>Hyssopus cuspidatus</i> Boriss. for Antiasthma：A Characteristic Medicinal Material in Xinjiang[J]. Evidence-Based Complementary and Alternative Medicine，2021.

[16]李倩，买吾拉江·阿不都热衣木，徐芳，等. 老鹳草素药理研究进展[J]. 中国中医药信息杂志，2016，23(8)：125-128.

[17]WANG J S. Casticin alleviates lipopolysaccharide-induced inflammatory responses and expression of mucus and extracellular matrix in human airway epithelial cells through Nrf2/Keap1 and NF-B pathways[J]. Phytotherapy Research，2018. 32(7)：1346-1353.

[18]李琴，申云琴，郭兴悦，等. 膳食菊苣酸对过敏性哮喘小鼠的体内调节作用[J]. 中山大学学报(医学科学版)，2022，43(3)：373-380.

[19]管仁伟，曲永胜，顾正位，等. 木犀草苷的药理作用研究[J]. 中国野生植物资源，2014，33(1)：1-3.

[20]LV H J，CHEN T. Rutin has anti-asthmatic effects in an ovalbumin-induced asthmatic mouse model[J]. Tropical Journal of Pharmaceutical Research，2017，16(6)：1337-1347.

4 硬尖神香草提取物抗哮喘机制

4.1 硬尖神香草提取物具有明确的抗哮喘药效作用

过敏性哮喘是一种慢性炎症性疾病，伴随免疫细胞、炎症细胞、趋化因子和细胞因子的浸润，导致可逆的气道高反应性（AHR）、气道阻塞、黏液分泌过多和气道重塑。在动物模型中，对哮喘治疗药物药效指标的评价也集中于与之相关的以下几个方面：①哮喘发作时的行为变化，哮喘激发期间模型动物会出现毛发竖起、躁动不安、抓脸、挠鼻、烦躁、打喷嚏、鼻部红肿、呼吸加快、点头呼吸等症状，而随着治疗药物的使用，相关的症状会有所改善。②组织病理学变化及炎性细胞浸润程度，由于过敏性哮喘被定义为以可逆性气道阻塞AHR为特征的慢性炎症性疾病，被认为通过诱导气道平滑肌收缩，增强气道对各种刺激的反应以及诱导气道壁结构成分[包括酸性鞘磷脂酶（ASM）细胞]的变化，导致气道重塑，直接或间接引起哮喘症状[1]，所以，组织病理结构的变化是一个重要的指标。此外，哮喘的发作也与炎症细胞（嗜酸性粒细胞、淋巴细胞，特别是CD4阳性T细胞）浸润气道壁有关。③血清学指标IgE，Ⅱ型哮喘通常是由过敏原致敏和吸入性变应原暴露引起的，由变应原特异性CD4 Th2细胞驱动，并通过血清中存在变应原特异性IgE来证明[2]，IgE可以说是哮喘发作的直接指标。④免疫细胞因子，此类细胞因子对于启动、维持以及增殖Th2型炎症反应具有至关重要的作用[3]。因此，本章节通过评估神香草提取物给药前后的小鼠行为变化，血清学指标，IL-4、IL-10等细胞因子以及组织病理变化和细胞浸润程度来确定SXCF治疗哮喘的药效，后续章节以此为依据，进一步探索SXCF治疗哮喘的药效机制。

4.1.1 硬尖神香草提取物改善哮喘模型鼠行为学指标

哮喘的症状通常是咳嗽、喘息、呼吸困难和行为改变[4]。各组小鼠先后表现出不同程度的头面部瘙痒、烦躁、舔肢体、点头、喘息、咳嗽等症状。我们对各组小鼠的行为变化进行评分，并根据打喷嚏、抓鼻子、咳嗽的次数对小鼠的行为特征进行统计分析，如图4-1所示。OVA诱导模型组的行为评分明显高于对照组，说明OVA成功诱导了小鼠的哮喘。用SXCF治疗的小鼠的评分显著低于哮喘组小鼠的评分，说明SXCF可以明显改善OVA诱导的小鼠哮喘的典型症状。

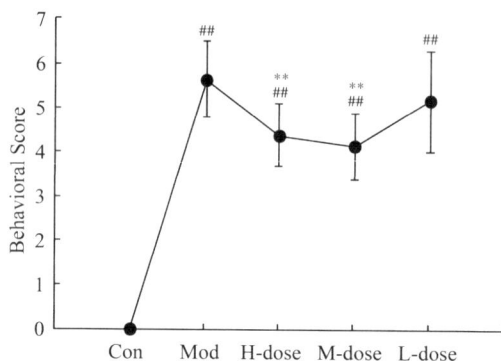

图4-1　SXCF降低哮喘行为变化频率[*n* = 6，## vs Con，*P* < 0.05， * vs Mod，*P* < 0.05，数据表示为平均值±标准差 (ANOVA 后进行 LSD 检测)]

4.1.2　硬尖神香草提取物改善哮喘模型鼠哮喘症状

HE染色用于检测小鼠肺部组织的病理变化，如图4-2 F所示。空白对照组肺组织结构正常。哮喘模型组支气管、血管周围可见大量炎性细胞浸润，支气管腔内"+++"大部分肺组织(支气管、肺间质)有明显(严重)的病理变化。可见炎细胞渗出，支气管上皮变性，黏膜增厚。高剂量组支气管、血管周围依然可见少量炎性细胞浸润，支气管腔炎性细胞、黏液渗出，支气管上皮变性、增生，黏膜增厚。中剂量组血管、支气管周围可见少量炎细胞浸润，肺间质偶见小团炎细胞浸润。低剂量组支气管周围可见大量炎性细胞浸润，支气管腔内可见大量黏液渗出，支气管阻塞，支气管上皮变性，黏膜增厚。如以下病理变化评估方法所示，根据细胞浸润和形态学变化对肺部损伤进行分级。在SXCF治疗下，肺部损伤随剂量的增加而逆转。在高剂量组中，发现4只小鼠(67%)有轻微的肺部损伤，其余2只小鼠(33%)有中度肺部损伤。随着剂量的减少，在中剂量组和低剂量组都有3只小鼠(50%)被发现有轻微的肺部损伤(表4-1)。

值得注意的是，低剂量组中有1只小鼠(17%)有严重的肺损伤。结合肺部的病理组织学变化，以支气管和血管周围炎症细胞浸润、支气管阻塞、肺间质炎症细胞浸润为主要观察指标，对肺部损伤程度进行分级。

"–"表示肺部组织形态正常，未见异常变化。

"+"表示肺组织少数部位(支气管、肺间质)有轻微(轻度)病理变化。

"++"表示部分肺组织(支气管、肺间质)有中等(中度)病理变化。

"+++"表示大部分肺组织(支气管、肺间质)有明显(严重)的病理变化。

表 4-1　小鼠肺损伤病理学检查结果分析

组别	动物数/只	肺损伤程度分级			
		—	+	++	+++
空白对照组	6	6	0	0	0
哮喘模型组	6	0	0	2	4
SXCF 高剂量组	6	0	4	2	0
SXCF 中剂量组	6	0	3	3	0
SXCF 低剂量组	6	0	3	2	1

IgE 是由 B 细胞产生的抗体，被认为是哮喘气道炎症的良好标志物。如图 4-2 A 所示，哮喘组的血清 IgE 水平是对照组的 2 倍，表明 OVA 刺激成功引起了模型小鼠的哮喘。在 SXCF 的治疗下，成功逆转了血清 IgE 的变化，血清 IgE 的含量有所降低。而且，SXCF 对 IgE 的调节以剂量依赖的方式呈现，SXCF 高剂量组的 IgE 水平降至和空白对照组持平，SXCF 低剂量组对 IgE 的影响最小。因此，SXCF 可能抑制了哮喘小鼠的 IgE 合成，从而证明其有可能通过降低 IgE 水平来缓解小鼠的症状。

如图 4-2 B-E 所示，我们检测了支气管肺泡灌洗液(BALF)中包括 IL-4、IL-10、TNF-α 和 IFN-γ 在内的细胞因子。哮喘模型组中的 IL-4、IL-10 都明显增加，尤其是 IL-4 几乎是空白对照组的 3 倍。在 SXCF 给药以后，都能观察到二者的含量有所增加，SXCF 对 IL-4、IL-10 的调节依然以剂量依赖的方式呈现。我们还观察到哮喘模型组的 TNF-α 和 IFN-γ 都有明显增加，这两种细胞因子在肺部过敏反应中很重要[5]，它们可以促进介质和细胞因子表达[6]。之前有报道称，TNF-α 是 IgE 产生的重要促进因素[7]，足够的 TNF-α 会增加 IL-4 和 IL-10 的表达，并因此上调 IgE。在 SXCF 治疗后，这些由哮喘引起升高的 TNF-α 和 IFN-γ 明显减少。TNF-α 被下调至 70 pg/mL，与空白对照组相似。在 SXCF 高剂量组中，IFN-γ 下降到 40 pg/mL 以下。SXCF 对 TNF-α 和 IFN-γ 的调节并不以剂量依赖的方式呈现，这可能是与 TNF-α 和 IFN-γ 受到多条通路的影响有关。

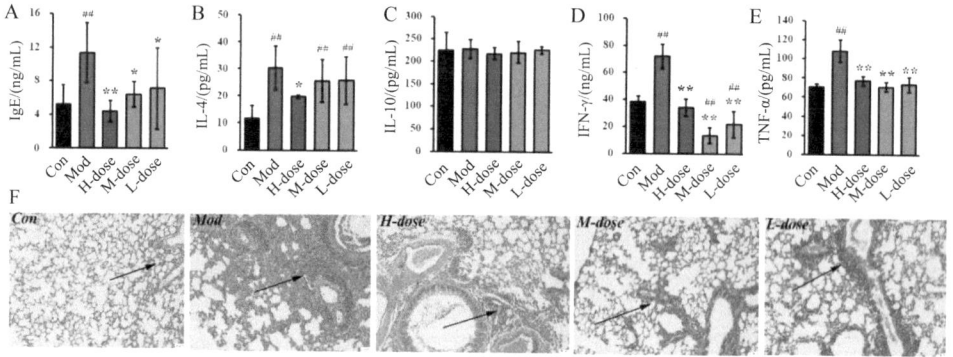

图 4-2 SXCF 降低血清和 BALF 中相关细胞因子的表达，减少炎症细胞的浸润

A：血清中的 IgE；B：BALF 中的 IL-4；C：BALF 中的 IL-10；D：BALF 中的 IFN-γ；E：BALF 中的 TNF-α；F：不同组别的肺部组织学分析。$n=6$，## vs Con，$P \leqslant 0.01$，＊＊ vs Mod，$P \leqslant 0.01$，＊ $0.01 < P < 0.05$，数据以平均值±标准差表示（ANOVA 后进行 LSD 检测）

哮喘是由过敏、吸烟、空气污染或鼻窦炎等各种触发因素引起的下气道疾病，导致气道肌肉痉挛和炎症、气道阻塞、喘息和呼吸困难，并以咳嗽为典型症状。SXCF 能够有效改善哮喘小鼠发作时的明显症状。而人们普遍认为 Th1/Th2 平衡是过敏性哮喘发展的罪魁祸首。Th2 细胞分泌 IL-4，IL-4 在诱导浆细胞产生 IgE 和上调肥大细胞、嗜碱性粒细胞、单核细胞、巨噬细胞和 B 细胞中 FcrRI 和 MHC Ⅱ类分子的表达中起关键作用[8]。IL-4 被认为是 Th2 的开关，也可驱动过敏性疾病中 Th5 细胞产生其他促过敏细胞因子，如 IL-13 和 IL-2。IL-4 促进髓系树突状细胞(mDC)的发育，并参与 Th2 细胞和嗜酸性粒细胞向发炎部位的迁移。IL-4 和 IL-13 都激活 B 细胞合成 IgE，诱导杯状细胞增生，触发气道高反应性和黏液分泌过多[9]。IL-10 是控制过敏和哮喘所需的重要调节细胞因子。IL-10 介导的 T 细胞介导反应的调节被认为是通过抗原呈递细胞间接发生的，IL-10 还可以直接作用于调节性 T 细胞和 T 细胞中的 IL-5 和 IL-4[10]。我们的实验结果发现，在 SXCF 给药以后，IgE 与 IL-4 都以剂量依赖的方式发生回调，这有力地证明了 SXCF 能够抑制哮喘过程中的关键细胞因子，尤其是与 Ⅱ 型哮喘启动有关的 IL-4。IFN-γ 在哮喘中的地位是有争议的[11]。IFN-γ 由各种细胞产生，包括上皮细胞、巨噬细胞和抗原呈递细胞。IFN-λ、IFN-γ 能够诱导 T 调节细胞，T 调节细胞通过分泌抗炎细胞因子 IL-10 和 TGF-β 作为免疫抑制剂。此外，Th1 反应通过 IL-12 和 IFN-γ 诱导，它们具有抗炎特性。IFN-λ、IFN-γ 下调 Th17 和 Th2 反应，导致特征性哮喘如 AHR，气道炎症，黏液过度产生并刺激产生 IgE。TNF-α 是粒细胞(包括嗜酸性粒细胞和中性粒细胞)的趋化细胞因子，可能是通过上调细胞黏附分子，如血管细胞黏附分子(VCAM)-1 和细胞间黏附分子(ICAM)-1，从而促进嗜酸性粒细胞和中性粒细胞的迁移，最终导致慢性炎症，这是支气管哮喘的一个关键特征[12]。

TNF-α 在过敏性炎症中的作用也仍然存在争议，它也与嗜酸性粒细胞水平、IL-5 产生以及气道反应性的负调节有关[13]。尽管如此，SXCF 依然显示出对 IFN-γ 和 TNF-α 的良好调控效果。哮喘小鼠肺部的病理和形态学改变包括肺泡尺寸减小、肺泡壁增厚、大量炎性细胞浸润和毛细血管充血等[14]，而 IL-4 刺激肺泡巨噬细胞、成纤维细胞和内皮细胞等各种肺细胞中表达的促纤维化转化生长因子-β，以增加细胞外基质的积累和肺泡间隔的增厚[15]。SXCF 治疗以后，能够减轻炎性细胞浸润、黏液渗出，促进小鼠肺部组织病变的部分恢复。本章节证明了 SXCF 治疗哮喘的潜在药效，我们的实验结果也表明，SXCF 能够有效调控 OVA-诱导的哮喘小鼠细胞因子的变化，减轻肺部的损伤程度，显示出良好的抗炎效果。这为进一步的研究奠定了药效基础。

4.2 硬尖神香草提取物对 II 型哮喘小鼠模型脂代谢过程的调控

通过前文网络药理学研究，我们发现哮喘及硬尖神香草共同作用的通路主要集中在脂质过氧化等炎症调控等通路上，如细胞色素 P450 对外源物的代谢(Metabolism of xenobiotics by cytochrome P450)、亚油酸代谢(Linoleic acid metabolism)、花生四烯酸代谢(Arachidonic acid metabolism)等，而众所周知脂质过氧化过程介导产生的各类炎性介质是哮喘发生发展的重要环节，通过对脂质过氧化过程，特别是以前列腺素等为代表的炎性介质的监测，可以帮助我们了解硬尖神香草提取物抗哮喘的可能机制。据此，我们进一步对不同用药情况的哮喘模型血清及组织样本进行脂媒介(LMs)检测。

4.2.1 LMs 代谢网络调控

对 OVA 诱导的哮喘小鼠和非哮喘小鼠对照的血清和肺组织样本中的 LMs 水平进行了量化。除内标外，共检测 46 个物质，其中，血清样品检测到 31 个，肺组织样品检测到 37 个。肺组织样本和血清样本的提取离子流色谱图(EIC)如图 4-3 所示。

A

B

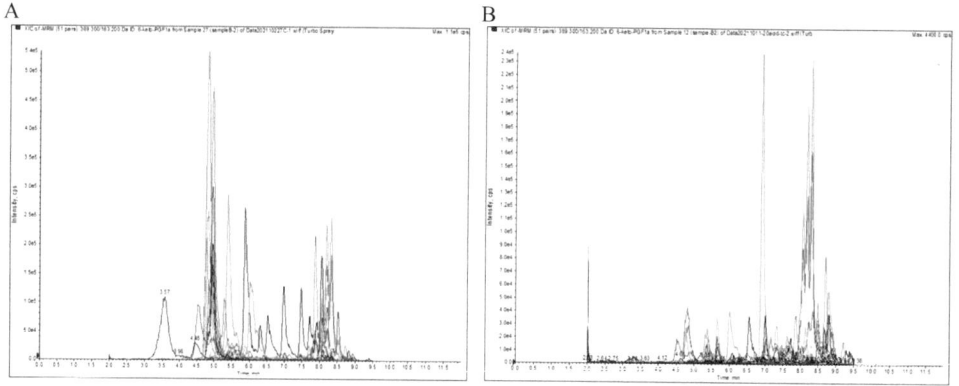

图4-3　生物样本中 LMs 分析提取粒子流色谱图(EIC)

A：肺组织；B：血清。

4.2.2　OVA 诱导对哮喘小鼠 LMs 产生较大的影响

通过过敏性哮喘小鼠 LMs 代谢网络多变量统计分析，发现哮喘模型组与正常对照组小鼠肺组织和血清中的 LMs 代谢轮廓存在显著差异，主成分分析（PCA）得分图（图4-4）显示两组在血清和肺组织中均能够得到明显的区分，提示本实验建立的模型具有较高的可靠性，OVA 诱导对过敏性哮喘小鼠内源性 LMs 产生较大的影响。通过 $VIP>1$ 和 $P<0.05$ 的阈值的限定，在肺组织我们得到了 17 个差异化合物，其中 5－HETE、13，14－dihydro－15－keto－PGF2α、TXB2、9－HODE、15－oxoEET、13－oxoODE、PGI2、LTB4、13－HODE、19－

A

Scores Comp[1] vs. Comp[2] colored by group

B

Scores Comp[1] vs. Comp[2] colored by group

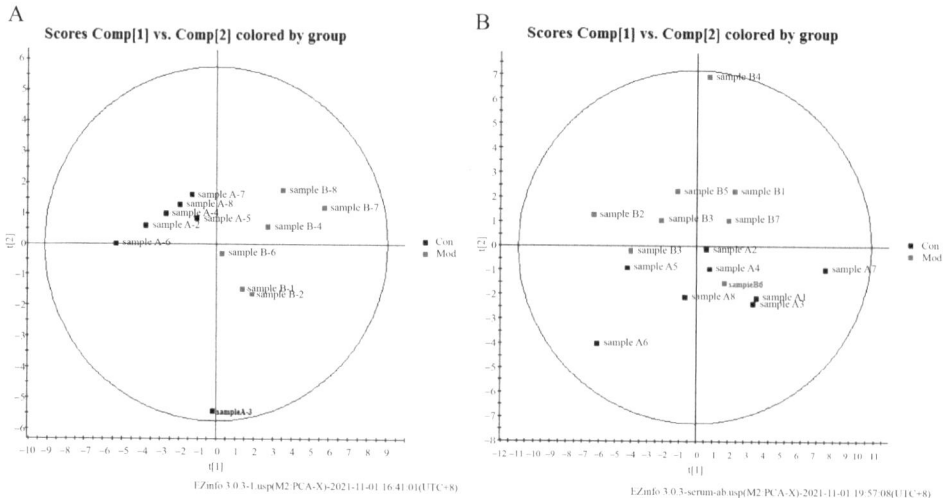

图4-4　正常对照组和哮喘模型组的 PCA 得分图

A：肺组织；B：血清。

HETE、PGE2、PGD2、9，12，13－TriHOME 和 20－HETE 含量升高，14，15－
DHET、9，10－DHOME、12，13－DHOME 含量降低。

　　在血清筛选后得到 6 个差异化合物，它们是 11，12-DHET、14，15-DHET、
8，9-DHET、5，6-DHET、12，13-DiHOME 和 9，10-DiHOME，含量均降低。
血清中发生显著变化的脂质介质明显较肺组织中减少，可能是由于肺部释放的
脂质介质被血清迅速稀释，较低浓度的脂质介质在血清高背景的干扰下无法被
检测到。采用层次聚类法被分别对样本(纵向)和代谢产物(横向)的特征进行聚
类，利用热图分别展示血清和肺组织中各个样本的差异 LMs 水平(图 4-5 A、图
4-5 B)，正常对照组与模型组肺组织、血清中差异脂质化合物相对含量变化明
显(图 4-5 C、图 4-5 D)，与 PCA 分析确定的结果一致，表明筛选的差异 LMs 准
确可靠，这些物质也可作为判断过敏性哮喘的潜在生物标志物。

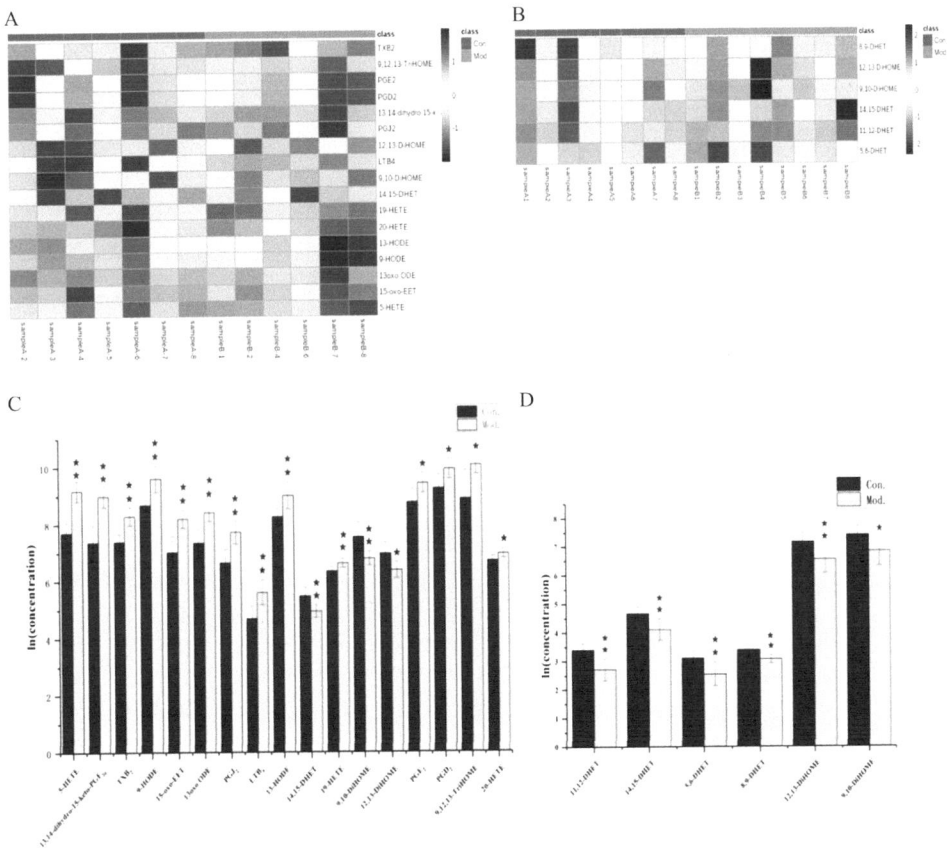

图 4-5　对照组和哮喘模型组之间 LMs 浓度差异热图

A：肺组织；B：血清；对照组和哮喘模型组 LMs 的柱状图；C：肺组织；D：血清。(* $P<0.05$，
* * $P<0.01$，与对照组比较)

63

4.2.3 SXCF 和地塞米松能够回调由于造模引起的 LMs 异常

我们对从肺组织中收集的数据进行了 PCA，OVA 诱导的哮喘组可以明显区别于正常对照组(图 4-6 A、图 4-6 B)。在 SXCF 和地塞米松两个治疗组中观察到药物干预所诱导的 LMs 与哮喘模型组相比的反向变化，说明 SXCF 和地塞米松都能回调 OVA 诱导的哮喘小鼠的 LMs 代谢紊乱，这些变化在热图中也能清晰的反映出来，如图 4-6 C、图 4-6 D 所示。然而，在 SXCF 和地塞米松之间也发现了 LMs 调节的差异。如 12-HETE 和 11β-PGF2α 只在地塞米松调控下发生变化。相反，9,10-DiHOME 和 13-oxoODE 却只受到 SXCF 的调节。随后进行 t 检验以找到药物调控 LMs 代谢网络的关键化合物。

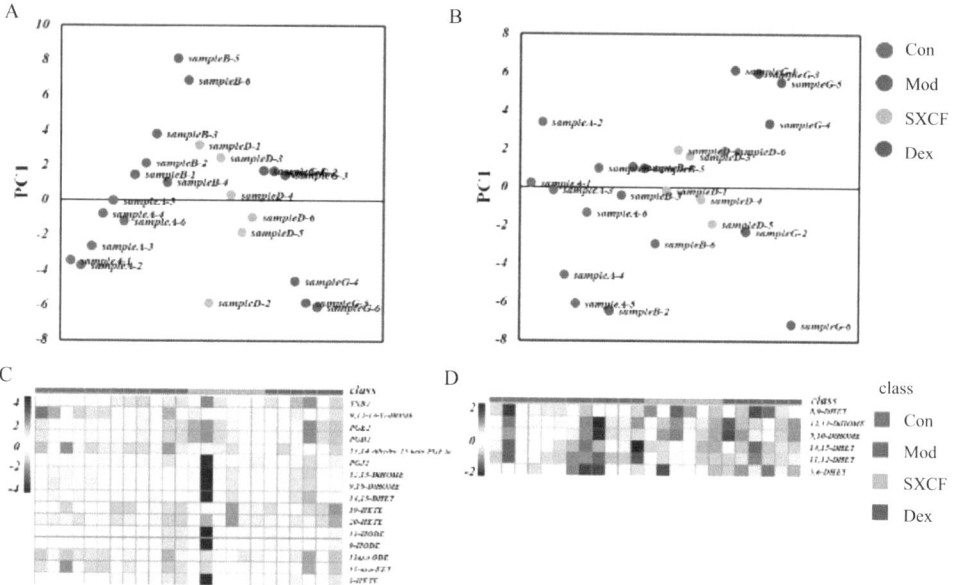

图 4-6 OVA 诱导的哮喘模型组和对照组 LMs 调节

A：肺组织 PCA 评分散点图；B：血清 PCA 得分散点图；C：肺组织热图；D：血清热图。

如图 4-7 A、图 4-7 B 所示，所有有显著变化的 LMs($P<0.05$)都被标记出来。在肺组织中，经 SXCF 给药后，可以观察到一系列 LMs 有明显的反向调节，包括 TXB2、5-HETE 等，40%(16 个中的 6 个)由 OVA 激活的 LMs 被 SXCF 调节。85%(6 个中的 5 个)的 LMs 被下调，15%(6 个中的 1 个)的 LMs 被上调。

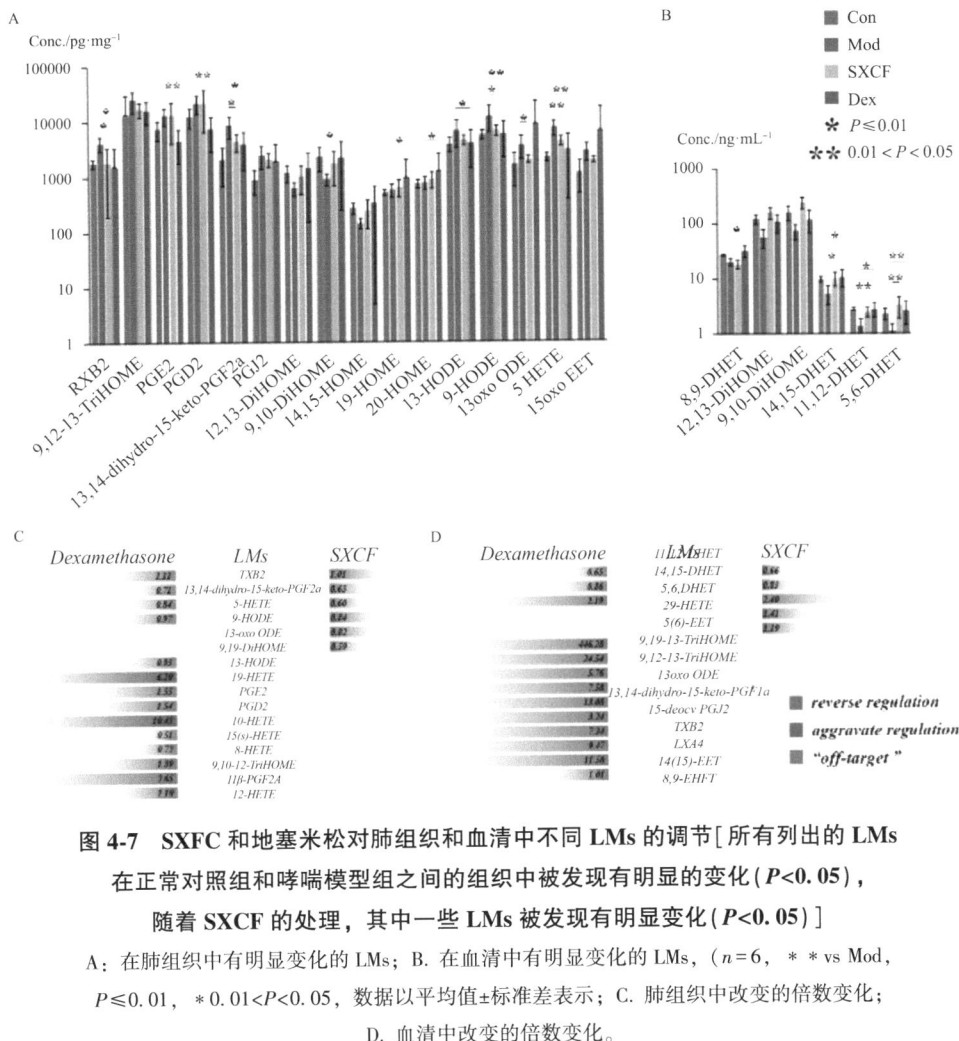

图 4-7　SXFC 和地塞米松对肺组织和血清中不同 LMs 的调节［所有列出的 LMs
在正常对照组和哮喘模型组之间的组织中被发现有明显的变化（P<0.05），
随着 SXCF 的处理，其中一些 LMs 被发现有明显变化（P<0.05）］

A：在肺组织中有明显变化的 LMs；B. 在血清中有明显变化的 LMs，（n=6，＊＊vs Mod，
P≤0.01，＊0.01<P<0.05，数据以平均值±标准差表示；C. 肺组织中改变的倍数变化；
D. 血清中改变的倍数变化。

　　与 SXCF 相比，地塞米松对 LMs 代谢网络产生了更广泛的影响，如图 4-8
所示，SXCF 对 LMs 代谢网络的影响主要限于亚油酸（LA）代谢物，而地塞米松
对 LMs 代谢网络的影响要广泛得多。地塞米松下调了肺组织中的 12 种 LMs，而
SXCF 只下调了 12 种 LMs 中的 4 种。

　　受 SXFC 影响的 LMs 与受 OVA 诱导的 LMs 相似，说明 SXCF 能够靶向调控
OVA 诱导的 LMs 的代谢紊乱，而地塞米松却对 LMs 代谢网络产生了一些"非
靶"的影响。经地塞米松给药处理后，12-HETE、11β-PGF2α、15-HETE、8-
HETE 和 9，10，13-TriHOME 被下调，这些 LMs 在 OVA 诱导的模型组中没有观

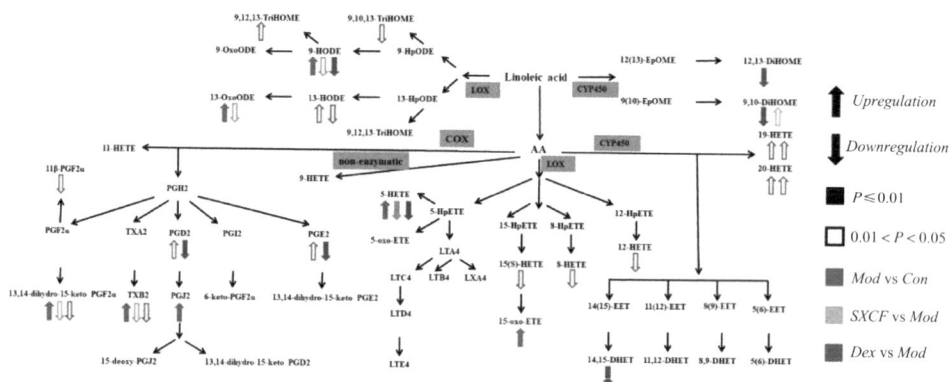

图 4-8　生物样本中检测到的 LMs 及其代谢途径

察到明显变化。更为糟糕的是，地塞米松不仅对 OVA 致敏的一些 LMs 没有逆转作用，还加重了某些 LMs 的变化，如 19-HETE、20-HETE，并有相当大的加重变化倍数，即分别为 6.20 倍和 10.43 倍，如图 4-7 C 所示。这种"脱靶"调节和"加重"调节可能导致地塞米松的副反应。正如之前的文献报道，地塞米松给药以后容易出现出血、伤口愈合不良、骨质疏松和骨折、肌肉无力、肌肉萎缩、胃肠道刺激(恶心和呕吐)等[16]与脂质代谢有关的不良反应。换句话说，SXCF 可能是地塞米松的潜在替代品，副作用较小。血清中，在 SXCF 给药以后，只有 50%(6 个中的 3 个)由 OVA 诱导的 LMs 被调节。所有这些 LMs 都是上调的。在地塞米松治疗后，65%(6 个中的 4 个)由 OVA 诱导的 LMs 被调节，它们都被上调。与组织相同，如图 4-7 D 所示，受 SXFC 影响的 LMs 几乎与 OVA 致敏的 LMs 相同。地塞米松也对 LMs 的代谢网络产生了一些"脱靶"影响，如 9，10，13-TriHOME、9，12，13-TriHOME、13-oxoODE、13，14-dihydro-15-keto-PGF2α、13，14-dihydro-15-keto-PGD2、15-deoxyPGJ2、TXB2、LXA4、14(15)-EET、8，9-DHET。其中，9，10，13-TriHOME 的变化倍数高达 446.28。这些结果表明，SXCF 对外周循环系统的影响较小。

4.2.4　硬尖神香草提取物干预调节哮喘小鼠 LMs 的量效关系

中药剂量是中医药基本理论的重要组成部分，是一切药性、药效的基础。当药物、方剂配伍等其他因素确定之后，剂量就成为决定中医药临床疗效的关键，目前所行的剂量标准多是依据药典所载的剂量，而药典中的剂量并不能起到对临床合理用药的指导作用，甚至可能成为中药应用发展的桎梏[17]。因此，对中药剂量进行系统的整理与研究，制定一套合理的中药使用剂量规范意义重大。我们设计了三组不同浓度的 SXCF 对哮喘小鼠进行干预。在肺组织中，基于主成分分析(PCA)得分的散点图表明，用 SXCF 处理的 OVA 诱导小鼠的 LMs 水平与未处理的 OVA 诱导小鼠的 LMs 水平有明显差异(图 4-9 A)。在三个治疗组中都观察到 SXCF 对 LMs 浓度的反向调节，并接近于对照组，这表明 SXCF 能够使 LMs 的代谢情况正常化。在血清中，OVA 诱导后 LMs 的整体变化不大(图 4-9 B)。我们同样认为，从肺部释放的 LMs 被血清急剧稀释，任何与血清背景持平的 LMs 变化都不容易被发现。这些趋势在热图中也有体现，如图 4-9 C、图 4-9 D 所示。

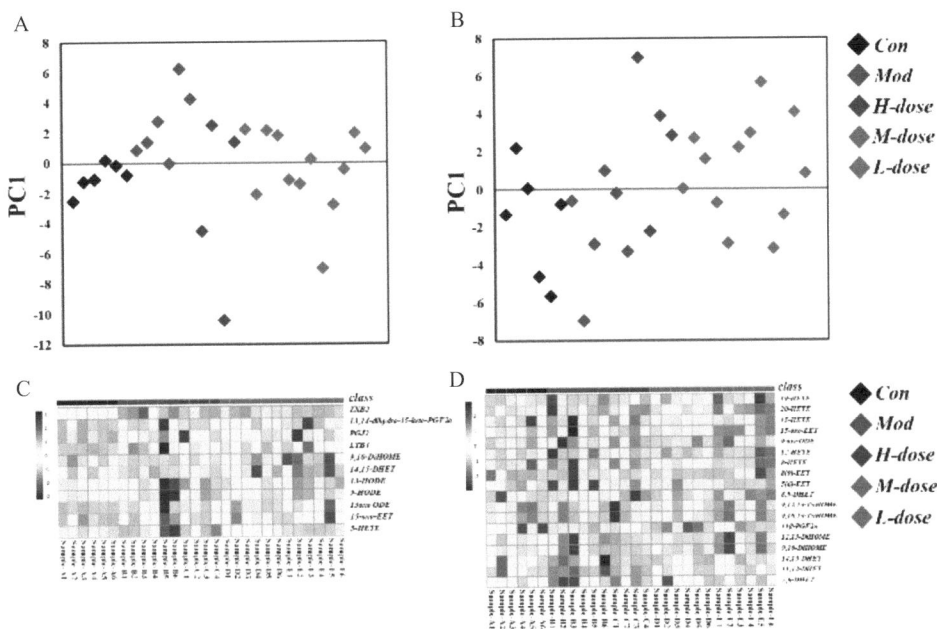

图 4-9　OVA 诱导哮喘模型组和对照组 LMs 的调节

A：肺组织 PCA 评分散点图；B：血清 PCA 得分散点图；C：肺组织热图；D：血清热图。

如图 4-10 所示，在肺组织中，发现有些 LMs 被 SXCF 以剂量依赖的方式调节，如 13-oxoODE 和 LTB4。高剂量 SXCF 处理可逆转 6 种 LMs 的浓度变化，占 11 种 LMs 的 54.5%，而中剂量 SXCF 处理可逆转 63.6%(11 种 LMs 中的 7 种)，低剂量 SXCF 处理可逆转 54.5%(11 种 LMs 中的 6 种)。

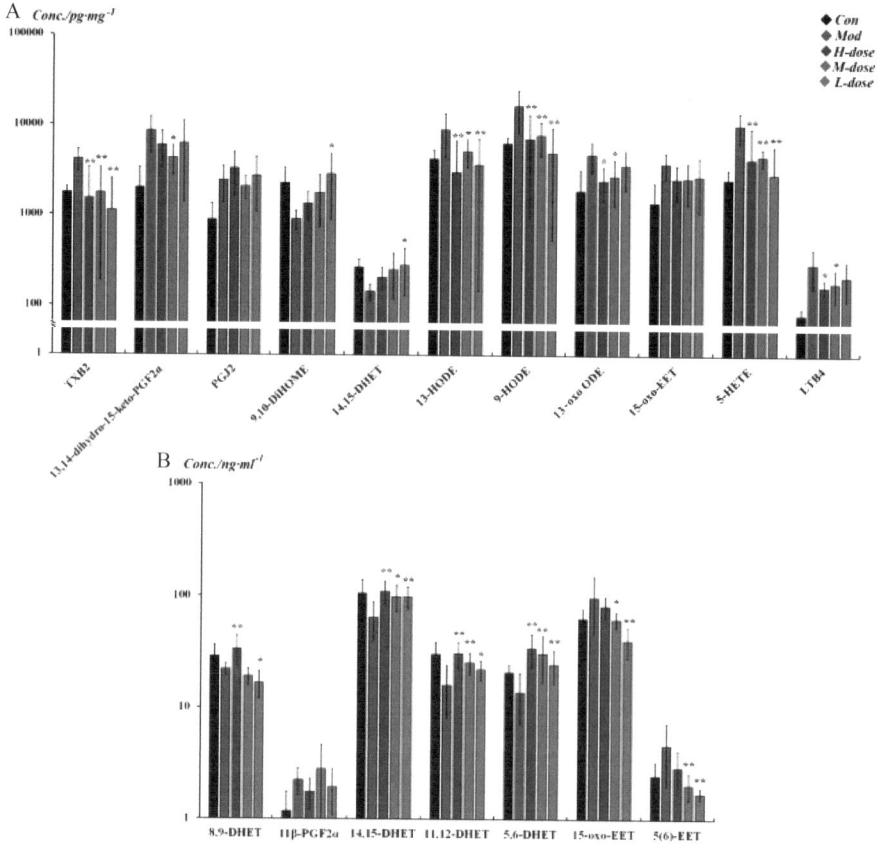

图 4-10　SXCF 对 LMs 调控的剂量依赖性

所有列出的 LMs 在对照组和模型组之间的组织中都有明显的变化（$P<0.05$），经 SXCF 处理后，发现其中一些 LMs 有明显变化（$P<0.05$）。A：肺组织中有明显变化的 LMs；B：血清中有明显变化的 LMs（$n=6$，** vs Mod，$P \leqslant 0.01$，* $0.01<P<0.05$，数据以平均值±标准差表示（ANOVA 后进行 LSD 检测）]

　　根据 PLS-DA 对 SXCF 治疗组 LMs 浓度变化的 VIP 评分结果（图 4-11），结合单因素方差分析和 LSD 检验结果，筛选出符合 $VIP>1.6$ 且 $P<0.05$ 的 LMs。综合三个 SXCF 给药组的结果，发现 TXB2、5-HETE 和 HODEs 是 SXCF 治疗哮喘的潜在生物标志物。

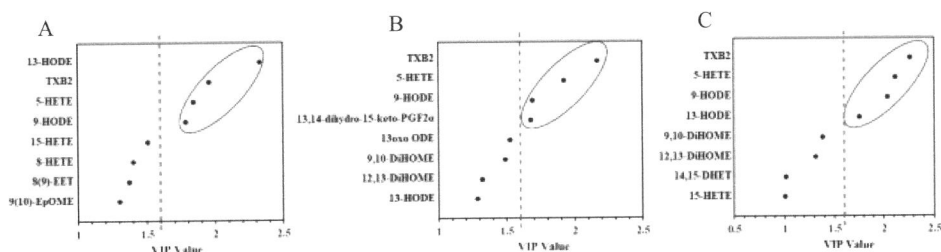

图 4-11 肺组织的 PLS-DA 分析结果

红色虚线右侧显示 *VIP*>1.6 的差异 LMs。A：高剂量组；B：中剂量组；C：低剂量组(*n*=6)。

图 4-11 显示，三个剂量组中受调控的 LMs 种类有所重叠，有 4 种 LMs 在所有三个剂量组中都有明显的变化。尽管三个剂量组中受调控的 LMs 种类有重叠，但 LMs 的浓度与剂量的关系不同。如图 4-11B 所示，中剂量组的调节变化倍数都在 1 以内，都在合理的变化范围内，说明中剂量 SXCF 干预没有过度调节相关 LMs。然而，高剂量和低剂量干预导致一部分 LMs 的调节倍数超过 1，甚至达到 1.5，尤其是在低剂量组。因此，高剂量和低剂量的调控可能导致了一种补偿性反应。

在血清中，虽然在 OVA 致敏后只发现了少量的差异 LMs，但在低剂量给药组中发现了 16 个差异性改变的 LMs，尽管在高剂量和中剂量组中相对较少，也分别有 11 个和 9 个 LMs(图 4-12B)。这些 LMs 不仅是"脱靶"的，大多数还具有较大的变化倍数，如图 4-12D 所示。

如图 4-13 所示，在肺组织和血清中显著改变的 LMs 几乎是截然相反的。在肺组织中，SXCF 对 LMs 代谢网络的影响主要局限在亚油酸(LA)代谢途径的上游代谢物、COX 催化的花生四烯酸(AA)代谢途径和 5-LOX 催化的 AA 代谢途径。在血清中，SXCF 的影响主要局限于 LA 代谢途径的下游代谢物、由 15-LOX 和 12-LOX 催化的 AA 代谢途径以及由 CYP450 酶催化的 AA 代谢途径。这可能是其他器官的代偿性代谢导致的。代偿是疾病中的一种自我保护机制，导致偏离生理条件下的平衡状态[18]。器官(肺组织)中的异常调节化合物进入血液后，可能会影响其他组织和器官的反应[19]。由于所有的 LMs 都能进入外周血循环系统，所以某个 LM 不仅仅会调动它本身的代谢，也会刺激到其他通路的代谢，造成其他通路的降解代谢或生成代谢。所以血清里 LMs 的改变可能是其他组织器官对靶器官的补偿性代谢结果。

69

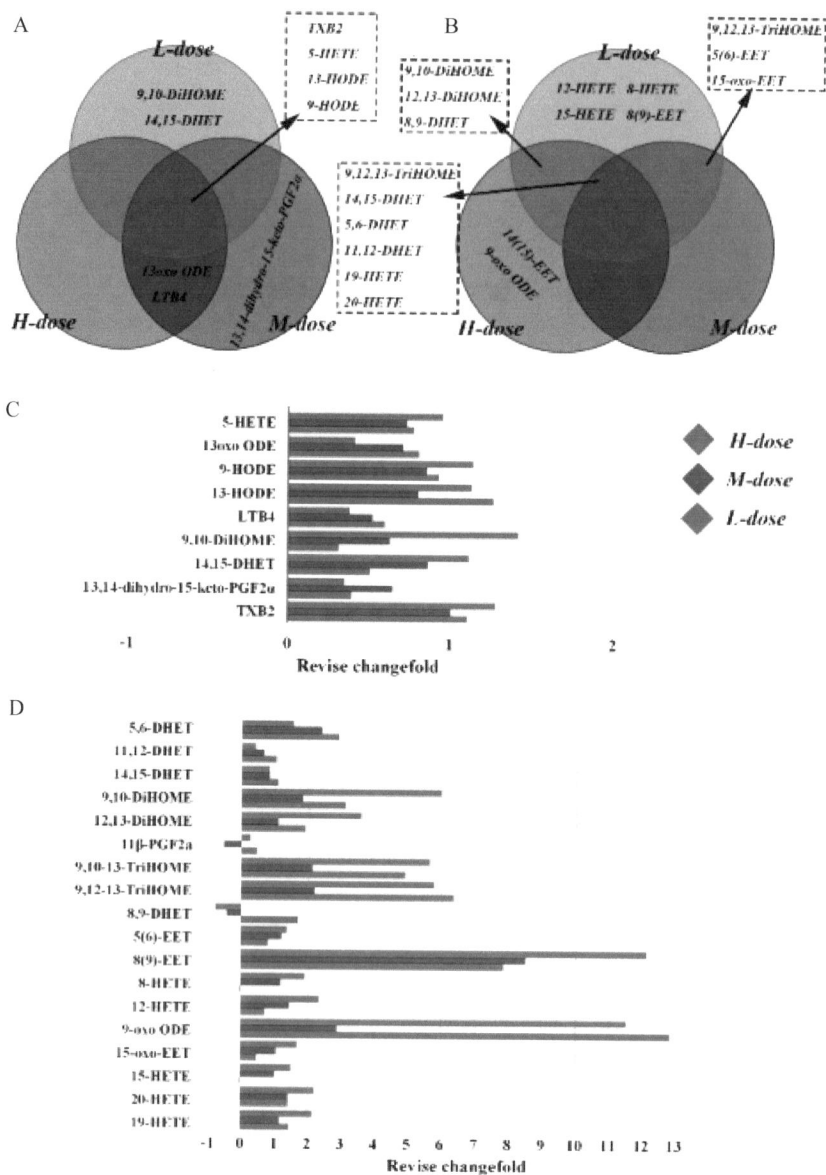

图 4-12　SXCF 剂量对 LMs 的影响

A：不同剂量的 SXCF 对肺组织中 LMs 的调节；B：不同剂量的 SXCF 对血清中 LMs 的调节；
C：肺组织中改变的回调效率；D：血清中改变的回调效率。

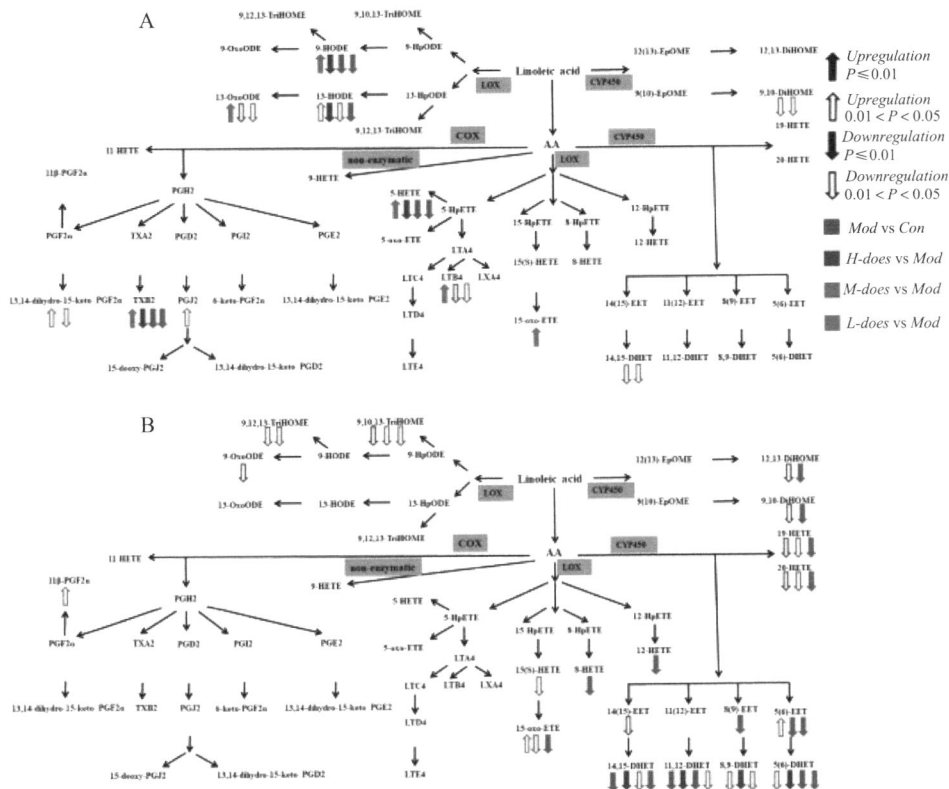

图4-13　LMs 代谢网络调控

A：肺组织中 LMs；B：血清中 LMs。

目前的抗哮喘药物靶点单一，长期使用激素类药物会引起全身性的不良反应，这种情况导致大量的哮喘患者的疾病控制不利。由于哮喘是一种涉及多个靶点的过敏性疾病，通过涉及单一靶点的药理学研究有可能失去关键信息。许多 LMs 关键性地参与了炎症的诱导和消退，它们形成了一个完整而完善的代谢网络，有效地参与了免疫和结构细胞的代谢和信号传递。我们将完整的 LMs 代谢网络作为 SXCF 的治疗目标，并确定了与 SXCF 密切相关的治疗哮喘的关键代谢物。我们的研究结果显示，TXB2、5–HETE、13，14–dihydro–15–keto–PGF2α和 HODEs 对使用 SXCF 治疗哮喘至关重要。血栓素 A2（TXA2）是一种有效的平滑肌收缩剂，可诱导支气管收缩，半衰期约为 30 秒，然后被代谢为无活性的稳定的 TXB2，因此 TXB2 水平可以代表 TXA2 水平[20]。抗原诱导的气道高反应性伴随着 TXA2 的显著增加和粒细胞的浸润，通过 IgE 的分泌导致支气管阻塞[21]。

据报道，5-HETE 诱导黏液分泌、气道收缩和中性粒细胞趋化[22, 23]。哮喘组的 TXA2 和 5-HETE 明显增加。过量的 TXA2 和 IgE 导致严重的支气管阻塞，而过量的 5-HETE 引起气道收缩和黏液增加，导致在激发期打喷嚏和快速呼吸，并诱导许多粒细胞在肺组织周围聚集[23]，这表现为模型中炎症细胞的大量浸润。在我们的研究之前，一些研究将 TXB2 和 5-HETE 作为气道炎症性疾病的生物标志物。Takaku 等人在哮喘病人的呼气冷凝物中检测到稳定的 TXB[24]。Zhou 等人也报道，TXB2 在某种程度上与气道炎症有[25]。同样，Cai 等人提出，由 HPETE 通过脂氧酶(LOX)代谢的 HETEs 应该是区分 ACO 和 COPD 的潜在生物标志物[151]。此外，HODEs 也有促炎作用，其最重要的目标是巨噬细胞和单核细胞[19, 26]。在哮喘的发病机制中，HODEs 的数量增加，大量的 HODEs 作用于巨噬细胞和单核细胞。然后，被激活的单核细胞可以产生和释放各种细胞因子[27]，如干扰素和肿瘤坏死因子，由于这些因素，我们可以检测到 BALF 中 TNF-α 和 IFN-γ 的明显变化。13，14-dihydro-15-keto-PGF2α 由 PGF2α 代谢而来，过的前列腺素有助于炎症浸润，包括多形核白细胞和单核细胞的渗出[28]。已经证明 PGF2α 可以诱导 TNF-α 的表达，而 TNF-α 进一步刺激 PGF2α 的合成，开始 PGF2α 的自动放大过程[29]。然而，PGF2α 在肺组织中迅速代谢为 13，14-dihydro-15-keto-PGF2α[30]，所以在肺组织样本中检测到的 PGF2α 没有统计学意义，但发现 13，14-dihydro-15-keto-PGF2α 有明显变化。SXCF 治疗明显地扭转了哮喘模型引起的 LMs 的异常上调，从而扭转了 TNF-α 和 IL-4 等细胞因子的变化。这反过来又降低了炎症细胞的浸润程度，最终实现了哮喘症状的减轻。因此，SXCF 可以通过调节这些关键的 LMs 来控制哮喘和减少炎症。

UHPLC-MRM 分析和多变量统计分析显示，SXCF 可以通过调节与细胞因子产生和炎性细胞趋化相关的 LMs 来控制哮喘和减轻炎症，TXB2、5-HETE 和 HODEs 是 SXCF 治疗哮喘的潜在生物标志物。此外，它在有效地改善哮喘的症状的同时，对靶器官和外周血循环系统几乎没有任何影响，避免了阳性药物引起的内源性脂质化合物代谢紊乱的副作用。

4.3 硬尖神香草提取物抗哮喘质量标志物

为确保中药检验质量的可控性和稳定性，中药质量标志物(Q-marker)概念最早在 2016 年由刘昌孝院士提出，作为反映中药安全性和有效性的标志物进行质量控制。值得注意的是，中药 Q-marker 是存在于中药材和中药产品中的固有成分或加工制备过程中形成的、与中药的功能属性密切相关的化学物质，而非其经过生物体内过程被吸收的化学物质和所产生的代谢物等化学物质。筛选 Q-marker 的标准为：①中药和中药产品中固有存在的或加工制备过程中形成的化学物质；②与中药的功能属性密切相关，有明确的化学结构；③可以进行定性鉴别和定量测定的物质；④按中医配伍组成的方剂君药首选原则，兼顾臣、佐、使药的代表性物质[31, 32]。

SXCF 治疗哮喘的血清学及病理学药效研究结果如前文所示。

通过前文获得的神香草物质组成基础信息，根据 Q-marker 基本筛选条件，剔除入血后转化的神香草成分及空白溶剂中同时含有的干扰成分，最终在正离子模式下得到 18 种潜在神香草质量标志物（表4-2），负离子模式下得到 14 种潜在神香草质量标志物（表4-3）。将其响应与对应浓度神香草给药后小鼠肺组织中 LMs 浓度进行组间相关性分析，如图 4-14 所示，最终得到正离子模式（a）下 8 种与所测 LMs 显著相关的成分，而负离子模式（b）下得到 7 种与所测 LMs 显著相关的成分。其中共有成分为大豆苷原（Daidzein），其与 LXB4 具有显著负相关性，与 9，10-DHOME 及 RVD2 具有显著正相关性，因此，Daidzein 可以作为 SXCF 的 Q-marker。除此之外，结果显示在正离子模式下检测到的 SXCF 成分多于负离子模式下检测到的成分，而且正离子模式下检测到的 SXCF 成分有更高的响应。

表 4-2 正离子模式下的潜在神香草质量标志物

NO.	成分	保留时间（min）	观察值 m/z	质量保养（mDa）	响应	加合离子
1	Alpinetin	14.84	271.06	1.12	3618.36	+H
2	Daidzein	13.74	255.07	1.36	41000.97	+H, +Na
3	Ruscogenin	15.66	665.34	21.87	2374.68	+Na, +H
4	Rosmarinic acid	13.23	383.07	−3.58	23155.80	+Na
5	Schisandrin	17.31	433.24	20.06	137050.39	+H
6	(3beta,5alpha,25R)-3,5-Dihydroxys-pirostan-6-one	20.43	447.31	−0.65	936.60	+H
7	14-Deoxyandrographolide	15.77	335.21	−9.12	2171.73	+H
8	Thrombotic acid	24.57	457.35	−21.11	10229.06	+H
9	Rhapontigenin	14.05	259.10	0.88	6604.66	+H
10	Rhein-8-O-beta-D-glucopyranoside	12.42	447.09	−0.26	5466.98	+H

续表

NO.	成分	保留时间（min）	观察值 m/z	质量保养（mDa）	响应	加合离子
11	20-Deoxyingenol	16.89	333.20	−4.43	2896.44	+H
12	Vinpocetine	15.22	351.22	14.83	2813.15	+H
13	Ganoderic acid A	20.26	537.28	−5.42	2196.93	+Na
14	Calycosin	13.95	285.08	−0.16	7979.74	+H
15	Ingenol	15.16	349.19	−9.52	2872.23	+H
16	Jasmonic acid	14.70	233.12	2.67	2232.12	+Na
17	Levistilide A	21.23	403.18	−10.68	4889.73	+Na
18	Methylophiopogonanone A	19.33	343.13	12.74	4650.77	+Na

表 4-3　负离子模式下的潜在神香草质量标志物

NO.	成分	保留时间（min）	观察值 m/z	质量保养（mDa）	响应	加合离子
1	14-Deoxyandrographolide	16.05	333.20	−3.40	1786.39	−H
2	Daidzein	13.75	253.05	0.82	6113.47	−H
3	Blinin	15.35	391.21	−1.94	4671.51	−H
4	Ganoderic acid G	15.46	531.30	0.68	1190.44	−H
5	Rosmarinic acid	13.24	359.07	−3.48	4494436	−H, +HCOO
6	Poricoic acid A	20.73	543.34	4.81	3346.13	+HCOO
7	Apigenin	14.85	269.05	1.85	1102.12	−H
8	20-Deoxyingenol	17.03	331.19	−1.63	1618.23	−H
9	Rhein-8-O-beta-D-glucopyranoside	12.43	445.08	−2.36	2995.6	−H
10	Chlorogenic acid	8.24	353.09	0.82	1076.443	−H
11	Cynaroside	12.53	447.09	−2.36	1329.91	−H
12	Dabigatran etexilate	16.33	626.30	−11.11	2580.72	−H
13	Liquiritinapioside	12.38	549.16	−1.43	1330.04	−H
14	Poricoic acid B	20.12	529.31	−3.91	1774.13	+HCOO

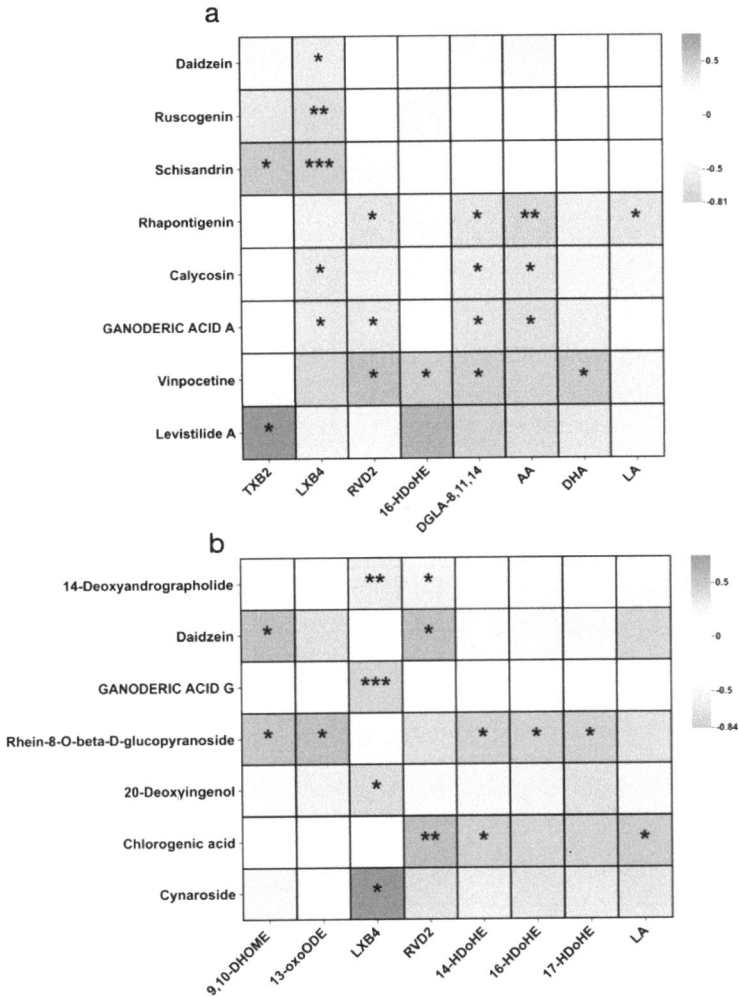

图 **4-14** 神香草 **Q-marker** 筛选（a）正离子模式下神香草物质组成与生物体内脂媒介相关性；
（b）负离子模式下神香草物质组成与生物体内脂媒介相关性

参考文献：

［1］FRANOVA S, JOSKOVA M, SADLONOVA V, et al. Experimental Model of Allergic Asthma［J］. Advances in Experimental Medicine and Biology, 2013, 756: 49-55.

［2］LAMBRECHT B N, HAMMAD H, FAHY J V. The Cytokines of Asthma［J］. Immunity, 2019, 50 (4): 975-991.

［3］郑凌霄, 于芬芳, 刘曼曼, 等. 哮喘小鼠动物模型的建立与评价［J］. 热带病与寄生虫学, 2017, 15 (4): 244-247.

［4］ZHOU K, LU D, YOU J. Integrated plasma pharmacochemistry and network pharmacology to explore the mechanism of Gerberae Piloselloidis Herba in treatment of allergic asthma［J］. Journal of Ethnopharmacology, 2022, 298: 115624.

［5］DANOV O, LASSWITZ L, OBERNOLTE H, et al. Rupintrivir reduces RV-induced TH-2 cytokine IL-4 in precision-cut lung slices（PCLS）of HDM-sensitized mice ex vivo［J］. Respiratory Research, 2019, 20（1）: 228.

［6］MA Y, GE A, ZHU W, et al. Morin Attenuates Ovalbumin-Induced Airway Inflammation by Modulating Oxidative Stress-Responsive MAPK Signaling［J］. Oxidative Medicine and Cellular Longevity, 2015, 2015（1）: 5843672.

［7］KIM J Y, SOHN J H, CHOI M, et al. Alveolar Macrophages Play a Key Role in Cockroach-Induced Allergic Inflammation via TNF-α Pathway［J］. PLoS One, 2012, 7（10）: e47971.

［8］NURHUSNA, MD SHUKRI, MOHD A. IL-4/IL-13 axis as therapeutic targets in allergic rhinitis and asthma［J］. PeerJ, 2022, 10: e13444.

［9］LAMBRECHT B N, HAMMAD H. The immunology of asthma［J］. Nature Immunology, 2015, 16（1）: 45-56.

［10］COOMES S M, KANNAN Y, PELLY V S, et al. CD4（+）> Th2 cells are directly regulated by IL-10 during allergic airway inflammation［J］. Mucosal Immunology, 2017, 10（1）: 150-161.

［11］KOCH S, FINOTTO S. Role of Interferon-λ in Allergic Asthma［J］. Journal of Innate Immunity, 2015, 7（3）: 224-230.

［12］CHAI OH, HAN E H, LEE H K, et al. Mast cells play a key role in Th2 cytokine-dependent asthma model through production of adhesion molecules by liberation of TNF-α［J］. Experimental & Molecular Medicine, 2011, 43（1）: 35-43.

［13］KANEHIRO A, LAHN M, MÄKELÄ M J, et al. Tumor Necrosis Factor- α Negatively Regulates Airway Hyperresponsiveness through γδ T Cells［J］. American Journal of Respiratory and Critical Care Medicine, 2001, 164（12）: 2229-2238.

［14］MAHMOUD Y J. Grape seed extract attenuates lung parenchyma pathology in ovalbumin-induced mouse asthma model: An ultrastructural study［J］. Micron, 2012, 43（10）: 1050-1059.

［15］GAO G X, LI Q M, SHEN H H. Effect of Astragali-Cordyceps Mixtura on TGF-β/Smad signal pathway in the lung of asthma airway remodeling［J］. Journal of Ethnopharmacology: an Interdisciplinary Journal Devoted to Bioscientific Research on Indigenous Drugs, 2009, 125（1）: 68-74.

［16］MALKAWI A K, ALZOUBI K H, MINNIE J, et al. Metabolomics Based Profiling of Dexamethasone Side Effects in Rats［J］. Frontiers in Pharmacology, 2018, 9: 46-59.

［17］时文远, 王正君, 张晓云. 关于处方中中药剂量的思考［J］. 江苏中医药, 2019, 51（1）: 70-72.

［18］XIU-JUAN, HAO, JUN. Homeostasis and Compensatory Homeostasis: Bridging Western Medicine and Traditional Chinese Medicine［J］. Current Cardiology Reviews, 2011, 7（1）: 43-46.

[19] VANGAVETI V, BAUNE B T, KENNEDY R L. Review: Hydroxyoctadecadienoic acids: novel regulators of macrophage differentiation and atherogenesis[J]. Therapeutic Advances in Endocrinology and Metabolism, 2010, 1 (2): 51-60.

[20] SHI L, AN Y, CHENG L, et al. Qingwei San treats oral ulcer subjected to stomach heat syndrome in db/db mice by targeting TLR4/MyD88/NF-κB pathway[J]. Chinese Medicine, 2022, 17 (1): 1.

[21] RAMOS-RAMÍREZ P, CAMPOS M G, MARTÍNEZ-CORDERO E, et al. Antigen-induced airway hyperresponsiveness in absence of broncho-obstruction in sensitized guinea pigs[J]. Experimental Lung Research, 2013, 39 (3): 136-145.

[22] BITTLEMAN, CASALE. 5-Hydroxyeicosatetraenoic acid (HETE)-induced neutrophil transcellular migration is dependent upon enantiomeric structure[J]. American Journal of Respiratory Cell and Molecular Biology, 1995, 12 (3): 260-267.

[23] SCHULTZ D, SURABHI S, STELLING N, et al. 16HBE Cell Lipid Mediator Responses to Mono and Co-Infections with Respiratory Pathogens[J]. Metabolites, 2020, 10 (3): 113.

[24] TAKAKU Y, KURASHIMA K, KOBAYASHI T, et al. Eicosanoids in exhaled breath condensate of airway inflammation in patients with asthma[J]. Allergology International, 2016, 65, S65-S66.

[25] TOTANI Y, SAITO Y, ISHIZAKI T, et al. Leukotoxin and its diol induce neutrophil chemotaxis through signal transduction different from that of fMLP[J]. The European Respiratory Journal, 2000, 15 (1): 75-79.

[26] ROLIN J, VEGO, MAGHAZACHI. Oxidized Lipids and Lysophosphatidylcholine Induce the Chemotaxis, Up-Regulate the Expression of CCR9 and CXCR4 and Abrogate the Release of IL-6 in Human Monocytes[J]. Toxins, 2014, 6 (9): 2840-2856.

[27] FILION L G, GRAZIANI-BOWERING G, MATUSEVICIUS D, et al. Monocyte-derived cytokines in multiple sclerosis [J]. Clinical and Experimental Immunology, 2003, 131 (2): 324-334.

[28] FUNK C D, Prostaglandins and leukotrienes: advances in eicosanoid biology[J]. Science, 2001, 294 (5548): 1871-1875.

[29] FUJINO H, REGAN J W. Prostaglandin F2α amplifies tumor necrosis factor-α promoter activity by the FPB prostanoid receptor[J]. Biochemical and Biophysical Research Communications, 2004, 317 (4): 1114-1120.

[30] PIPER P J, VANE J R, WYLLIE J H. Inactivation of Prostaglandins by the Lungs[J]. Nature, 1970, 225 (5233): 600-604.

[31] 刘昌孝, 陈士林, 肖小河, 等. 中药质量标志物(Q-Marker): 中药产品质量控制的新概念[J]. 中草药, 2016, 47 (9): 1443-1457.

[32] 张铁军, 白钢, 刘昌孝. 中药质量标志物的概念、核心理论与研究方法[J]. 药学学报, 2019, 54 (2): 187-196, 186.

5 迷迭香酸抗哮喘药效机制

5.1 迷迭香酸概述

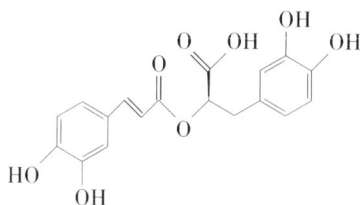

迷迭香酸(rosmarinic acid，RosA)，CAS：20283-92-5，化学式 $C_{18}H_{16}O_8$，分子量 360.3180。

正如我们在第二章所提到的，RosA 是神香草提取物中的主要物质，同时也是神香草提取物体内药效物质云的一种。事实上，RosA 的分布相当广泛，于唇形科、紫草科、葫芦科、椴树科、伞形科的多种植物中均有发现，其中尤以唇形科和紫草科植物中的含量最高。

在前期的研究中已经表明 RosA 具有抗哮喘、调节免疫系统、保护肝脏和肾脏等功能[1]。RosA 通过抑制体内促炎细胞因子和酶的产生和活性起作用。这些细胞因子和酶负责触发和维持炎症反应[2]。RosA 通过抑制环氧合酶(COX)和脂氧合酶(LOX)活性以及补体激活来保护肺部[3,4]。然而，RosA 的抗哮喘机制仍有诸多未明之处。

但是基于我们前期对神香草提取物物质组成的研究，我们选取了已报道的抗哮喘活性成分，选择了包括 RosA、丁香苷、咖啡酸、甲基迷迭香酸、芹菜素、水杨醇(salvigenin)、蓟黄素(cirsimaritin)、金丝桃苷(hyperoside)、苯乙基咖啡酸酯、槲皮素和木犀草素在内的 11 种化合物作为潜在活性成分，用于后续的网络药理学分析。

与哮喘相关的靶点信息是从 GeneCards(https://www.genecards.org/)和DrugBank(https://go.drugbank.com/)数据库中收集的。这 11 种潜在活性化合物的活性靶点是从 Swiss Target Prediction 数据库中获取的。通过化合物靶点与

哮喘靶点的相关性分析，预测出 1994 个潜在靶点，并使用 Cytoscape v3.7.1 构建了蛋白质-蛋白质相互作用(PPI)网络。从中筛选出了 8 个中心基因，包括 MMP2、MAPK8、CASP3、ERBB2、TNF、PTGS2、EGFR 和 MMP9(图 S1)。KEGG 通路富集分析表明，多种信号通路和代谢通路，包括与哮喘相关的花生四烯酸代谢和 IL-17/TNF 信号通路，受到了显著影响(图 5-1A)。此外，生物过程-靶点基因-分子功能网络的分析揭示了这些潜在活性化合物对炎症信号通路、氧化应激和化学应激反应的影响(图 5-1B)。进一步的化合物(成分)-靶点网络分析表明，排名前五的化合物是甲基迷迭香酸、咖啡酸、RosA、丁香苷和

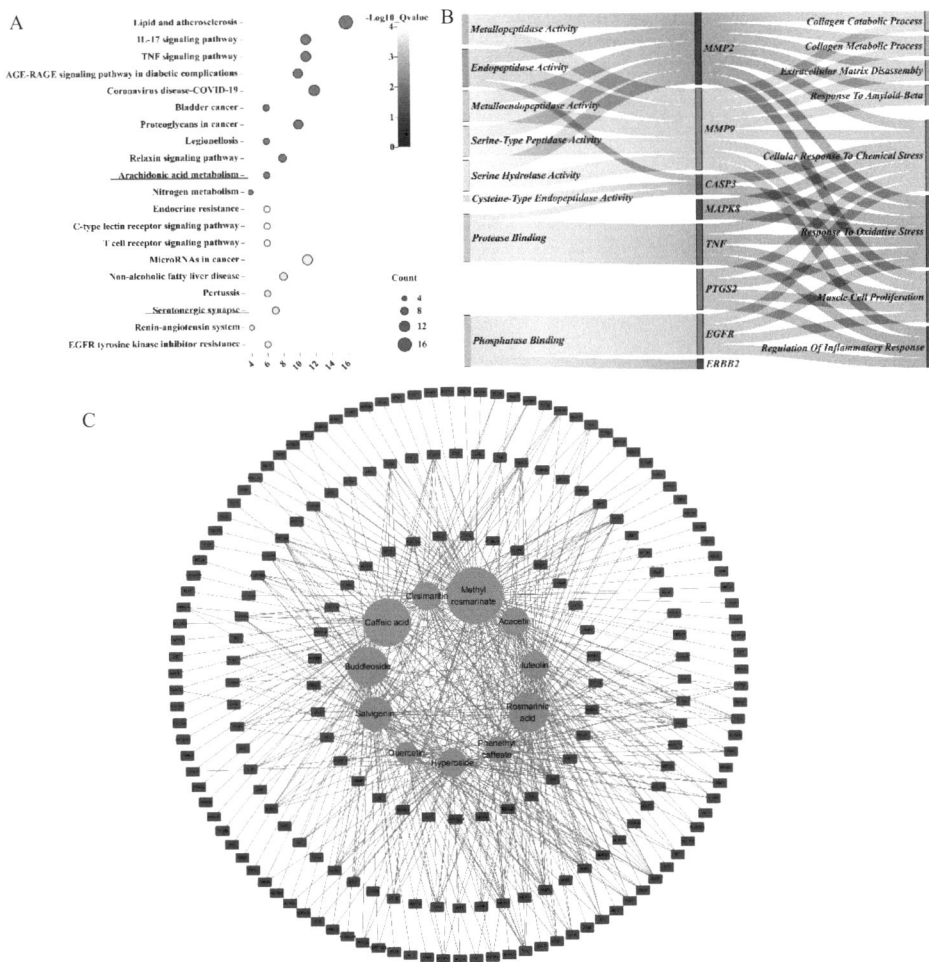

图 5-1　网络药理学分析

A：19 个显著富集的 KEGG 通路分析结果，显示潜在靶点基因涉及的信号传导途径和代谢途径；
B：生物过程-靶点基因-分子功能网络；C：化合物(成分)-靶点网络。

salvigenin(图 5-1C)。综合考虑这些化合物在 SXCF 中的含量，RosA 被认为是 SXCF 抗哮喘作用中发挥最关键作用的成分。

据先前报道，SXCF(100 mg/kg)和 RosA(5 mg/kg)干预均显著缓解了哮喘模型诱导的支气管形态学变化。此外，两者还减轻了支气管周围炎症细胞浸润、支气管上皮变性和黏膜增厚，进一步支持了 RosA 作为 SXCF 中主要活性成分的地位。

但是考虑到 RosA 作为一种水溶性极强的酚酸化合物，膜渗透性差导致生物利用度极低(0.91%~1.70%)[5]。既往研究表明，口服给药后 RosA 主要在肠道代谢为更易吸收的简单酚类单元，并在体内经历结构修饰与结合反应，最终以肾脏排泄为主要清除途径[6]。这种情况与我们的实验数据高度吻合(图 5-2)，口服有效剂量下血液中 RosA 及其代谢物浓度不超过 0.5ng/mL，提示其药理效应可能很大程度上并不直接来源于 RosA。这一现象广泛存在于中药药效机制的研究中，并困扰着包括我们在内的大量的研究者。如何解释中药微量甚至痕量的入血物质所发挥的显著药效是所有研究者都需要直面的难题。幸运的是我们

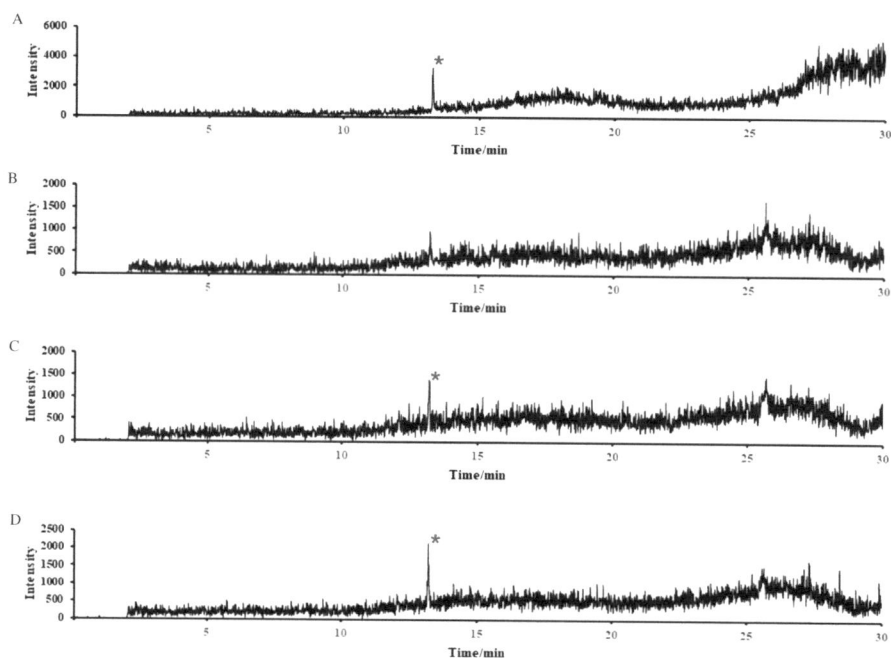

图 5-2　RosA 的 EIC(359.0767 m/z)

A：500 pg/mL 的 RosA 标准溶液；B：L-RosA 血清；C：M-RosA 血清；D：H-RosA 血清。

血清样本通过 UPLC-HRMS 进行分析。通过精确分子量和保留时间，使用 UNIFY 识别 RosA 及其 I/II 级代谢物。标记的峰值表示 RosA 在任何 RosA 处理组的血清中，RosA 的浓度均不超过 0.5ng/mL。

得到了中国医学科学院药物研究院蒋建东教授的支持。借助蒋教授团队的研究经验与技术，我们认识到通过探索药物在体内诱发的一系列生理过程积蓄、放大药物药效的过程可能是更为有效的机制。其中药物作用剂量最大、时间最长的肠道及栖身其中的各种微生物自然成了研究的终点。肠道微生物群在免疫系统和炎症反应调控中发挥重要作用，"肠–肺轴"概念的提出揭示了肠道菌群与肺组织间的重要生物学对话。我们试图通过 OVA 诱导的哮喘小鼠模型阐明 RosA 的作用模式，重点探索其通过与胃肠道系统(特别是肠道菌群和肠上皮细胞)相互作用，经肠–肺轴产生抗哮喘效应的药理学通路。

5.2　肠道菌群是 RosA 发挥抗哮喘作用的重要因素

我们采用 HE 染色和 PAS 染色来比较 SXCF 与 RosA 对哮喘诱导的形态学变化的效果。如图 5-3 A/B 所示，OVA 诱导导致明显的组织损伤、杯状细胞增殖以及气道周围大量炎症细胞的积聚；而 SXCF(200 mg/kg/天)和等效剂量的 RosA(10 mg/kg/天)以相似的方式抑制了炎症细胞浸润、黏膜增厚和其他形态学变化。此外，与模型组相比，SXCF 和 RosA 处理的小鼠中多种免疫细胞(如白细胞、淋巴细胞、嗜碱性粒细胞)的数量以及哮喘相关 2 型细胞因子(包括 IL-4、IL-5 和 IL-13)的水平均显著降低(图 5-3 C/D)，这一结果与 HE 染色观察到的炎症细胞浸润结果一致。同时，SXCF 和 RosA 均显著抑制了小鼠血浆中总 IgE 的水平(图 5-3 E)。此外，在本研究评估的多个指标中，我们未发现 SXCF 组与 RosA 组之间存在显著差异。然而，与我们在组织学变化中所见的一致，在使用抗生素鸡尾酒治疗后(在 RosA+ABI 组)，RosA 对免疫细胞、炎症细胞因子(包括 IL-4、IL-5 和 IL-13)以及相关 IgE 产生的抑制作用几乎完全逆转(图 5-3 C～E)。这些结果不仅揭示了 RosA 在 SXCF 抗哮喘效应中的重要性，还表明肠道菌群的参与是 RosA 治疗介导哮喘改善的关键因素。

5.3　RosA 通过上调肠道中 SCFAs 的生成和吸收促进肠道健康并减轻辅助型 T 细胞 2 (Th2) ／Ⅱ型固有淋巴细胞 (ILC2) 介导的炎症反应

通过对每组粪便样本进行 16S rRNA 基因测序，我们探究了 RosA 是否调节了肠道菌群。当前结果表明，香农(Shannon)／乔(Chao)／观测物种(Sobs)指数显示 RosA 处理并未改变细菌种类的丰富度和 α–多样性；而主坐标分析

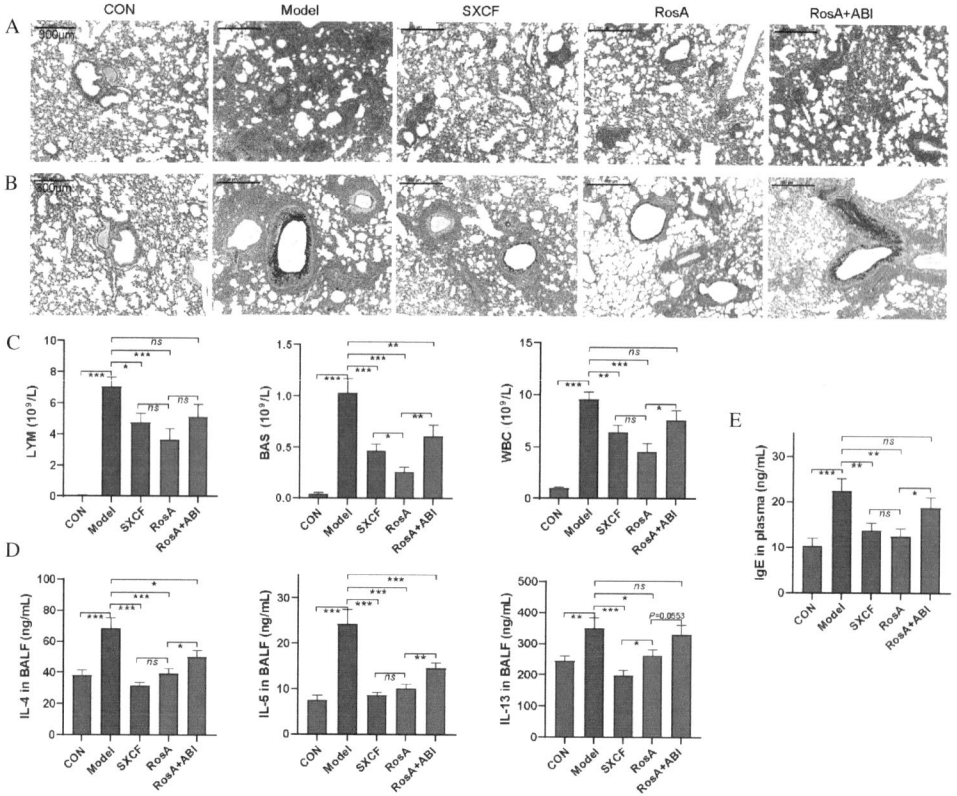

图 5-3　SXCF 与 RosA 在缓解过敏性哮喘及肠道菌群参与中的比较

A~B：肺切片的 HE(A) 和 PAS(B) 染色(比例尺：300 μm)；C：支气管肺泡灌洗液中白细胞、淋巴细胞和嗜碱性粒细胞的数量；D：支气管肺泡灌洗上清液中 IL-4、IL-5 和 IL-13 的水平；E：小鼠血浆中的 IgE 水平。数据以均值±标准误差表示($n=8\sim10$)，＊$P<0.05$，＊＊$P<0.01$，＊＊＊$P<0.001$。

(PCoA)、非度量多维尺度分析（NMDS）和偏最小二乘判别分析（PLS-DA）的结果显示，RosA 处理以剂量依赖的方式改变了肠道菌群结构，但这种改变并未恢复至与 CON 小鼠相似的水平，而是向不同方向发展（图 5-4 A）。此外，与 Model 组和 CON 组相比，高剂量 RosA 组的肠道菌群整体结构与 Dex 组更为接近，这一点在 PCoA、NMDS 和 PLS-DA 的结果中得到了证实。

对丰度最高的 80 种细菌属进行层次聚类分析发现，RosA 显著改变了其中 38 种(47.5%)细菌属的丰度，包括 19 种增加和 19 种减少（图 5-4 B）。其中，丁酸单胞菌属（Butyricimonas）、拟普雷沃氏菌属（Alloprevotella）、理研菌属（Rikenella）、副拟杆菌属（Parabacteroides）和另枝菌属（Alistipes）等在罗氏菌属

（RosA）处理下显著剂量依赖性上调的细菌属均为重要的短链脂肪酸（SCFA）产生菌，且能够抑制肠道和循环系统的炎症[7]；而一些脂多糖（LPS）产生型机会致病菌［如丹毒丝状菌梭菌属（Erysipelatoclostridium）、丹毒丝菌科（Erysipelotrichaceae）和毛螺菌梭菌属（Lachnoclostridium）］的丰度在 RosA 处理后有所降低。

　　某些原籍产芽孢微生物（以梭菌属为主）能够通过产生胆酸、脱氧胆酸和酪胺等代谢物促进宿主 5-羟色胺（5-HT）的生物合成[8]。本研究中，包括梭状芽胞杆菌（Clostridia），梭菌纲 UCG-014 菌属（Clostridia_ UCG-014）和梭菌纲 vadin BB60 群（Clostridia_ vadinBB60）在内的多种梭菌属细菌的丰度在 RosA 处理后有所下降（图 5-4 C）。我们还发现，RosA 干预上调了螺杆菌属（Helicobacter）和粘螺旋菌属（Mucispirillum）的丰度，而降低了乳杆菌属（Lactobacillus）和双歧杆菌属（Bifidobacterium）的丰度。

　　为进一步确认哪些因 RosA 处理而改变的细菌可能反过来影响哮喘小鼠的疾病进展，我们采用线性判别分析（LDA）效应大小（LEfSe）进行高维分类比较，发现 Model 组与 H-RA 组之间在优势菌群分布上存在显著差异（图 5-4 D）。结果显示，属于拟杆菌门（Bacteroidota）的丁酸单胞菌属（Butyricimonas）、理研菌属（Rikenella）、副拟杆菌属（Parabacteroides）和另枝菌属（Alistipes）在 RosA 组中富集，这可能与哮喘的改善相关；而梭菌纲（Clostridia）、梭菌科（Clostridiaceae）、丹毒丝菌科（Erysipelotrichaceae）和毛螺菌梭菌属（Lachnoclostridium）则在 Model 小鼠中相对富集。综上所述，RosA 处理显著改变了哮喘小鼠肠道菌群的结构和组成。

　　上述几种关键产 SCFA 细菌的显著调节作用导致了肠道中 SCFAs 的增加。在本研究中，我们通过气相色谱-质谱联用技术（GC-MS）测定了肠道和循环中的 SCFAs 水平。研究结果表明，与 CON 组相比，OVA 诱导的模型小鼠并未显著改变粪便及血浆中的 SCFAs 水平；而 RosA 的治疗，尤其是高剂量组（H-RA），与模型组相比，显著提高了丙酸、异丁酸、丁酸和异戊酸的水平（图 5-5 A/B）。我们还观察到外周循环系统中戊酸、4-甲基戊酸和己酸水平的提高（图 5-5）。随后，对肠道菌群丰度与四种 SCFAs 水平之间的斯皮尔曼相关性分析显示，显著增加于 RosA 的 Butyricimonas、Alloprevotella、Parabacteroides 和 Alistipes 这几种细菌的丰度，与一种或多种 SCFA 的水平呈正相关（图 5-5 C）。这些结果表明 RosA 促进了细菌来源 SCFAs 的产生。

　　微生源产生的短链脂肪酸通过结肠上皮细胞顶端黏膜表面的质子偶联单羧酸

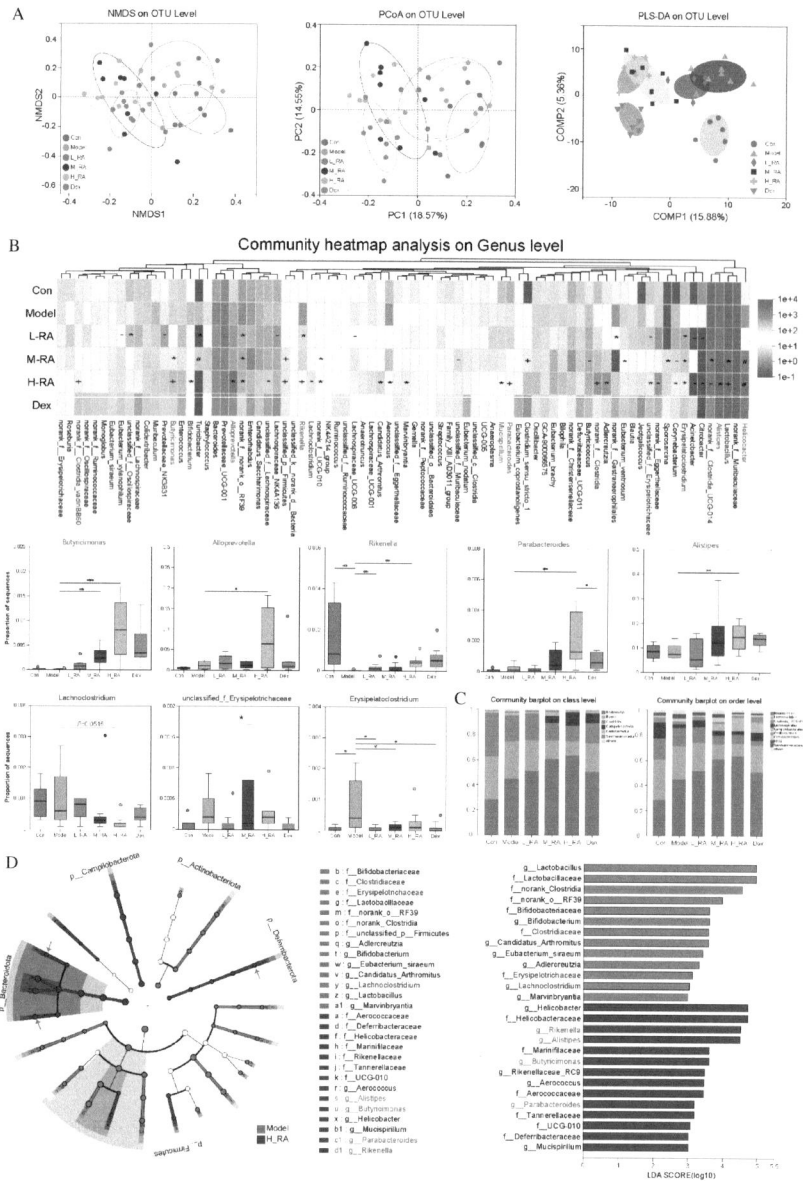

图 5-4 RosA 对哮喘小鼠肠道菌群的调节作用

A：基于 NMDS（非度量多维尺度分析）、PCoA（主坐标分析）和 PLS-DA（偏最小二乘判别分析）评分图的微生物群落分析；B：80 种差异最大的属水平分类单元的热图分析（上），以及几种关键肠道菌群的定量分析（下）；C：肠道菌群在纲（左）和目（右）水平上的群落丰度分布；D：用于识别模型组与高剂量 RosA 之间关键富集细菌的 LEfSe（线性判别分析效应大小）分析（左），以及线性判别分析（LDA）得分（右）。

数据以中位数（P25，P75）表示。显著性差异用克瓦氏单向方差分析（Kruskal-Wallis H）检验确定：\ *P<0.05，\ *\ *P<0.01，\ *\ *\ *P<0.001。

转运体 1（MCT1，基因名称 SLC16A1）或钠离子偶联单羧酸转运体 1（SMCT1，基因名称 SLC5A8），并由位于结肠上皮细胞基底侧表面的单羧酸转运体（MCT3-5）吸收进入血液循环（PMC7917140）。在本研究中，进一步分析了 MCT1、SMCT1 和

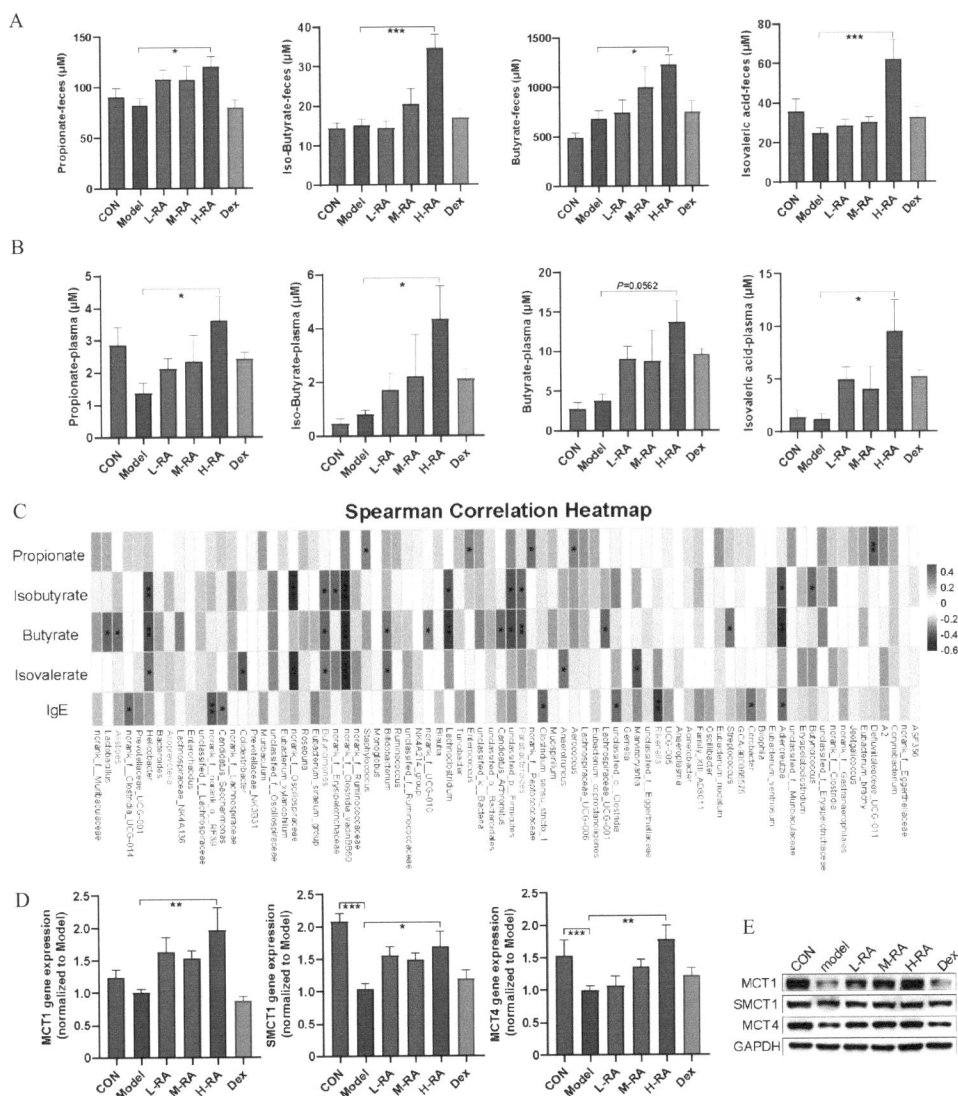

图 5-5　RosA 促进细菌来源短链脂肪酸的产生与吸收

A、B：OVA 诱导哮喘大鼠经药物治疗 1 周后粪便（A）和血浆（B）中 SCFAs（丙酸、异丁酸、丁酸、异戊酸）的水平；C：粪便 SCFAs 和肠道菌群之间的斯皮尔曼相关性分析（正相关）；D、E：MCT1、SMCT1 和 MCT4 的基因表达变化。

图中标注为"＊"表示统计学显著差异，$P<0.05$。

单羧转运蛋白4(MCT4) 的基因表达。如图5-5 D/E 所示，H-RA 干预显著上调了这三种转运体的表达，表明 SCFAs 吸收增加，这一结果与 RosA 治疗组中循环 SCFAs 水平升高的结果一致。然而，在 RosA 处理的人克隆结肠腺癌细胞(Caco-2 细胞)中未发现这三种 MCT 的显著上调。先前的研究报告称，SCFAs 尤其是丁酸显著增加了几种 MCT 的表达，包括 MCT1、MCT4 和 SMCT1。结果表明，RosA 提高了 SCFAs 水平，进而上调了中链甘油三酯(MCTs) 的表达，从而促进了 SCFAs 进入全身循环。

目前通过对 16S rRNA 基因测序分析的结果显示，RosA 改变了肠道菌群的结构和丰度。无论是短链脂肪酸(SCFA) 产生菌(包括布特氏菌属 Butyricimonas、阿科氏球菌属 Alloprevotella、黎氏菌属 Rikenella、拟杆菌属 Parabacteroides 和 alistipes)丰度的增加，还是粪便中 SCFA 水平的升高，均表明 RosA 加强了 SCFAs 的合成(图5-6)。

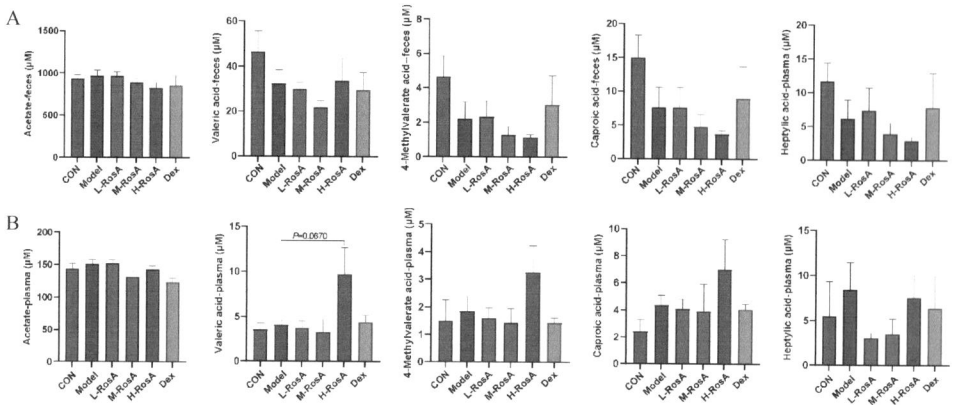

图5-6 肠道内容物与血浆中短链脂肪酸的水平
数据以平均值 ± 标准误差 (SEM) 表示($n = 6 \sim 12$)

通过 HE 染色观察肺组织发现，RosA 干预呈剂量依赖性，改善了由 OVA 引起的病理变化，包括气道周围炎症细胞的积聚(图5-7 A)。此外，BALF 中淋巴细胞(LYM)、嗜酸性粒细胞(EOS)和基底细胞(BAS)的数量在 RosA 治疗后显著减少(图5-7 B)。进一步研究表明，哮喘相关的 Th2 细胞因子(包括 IL-4、IL-5 和 IL-13)在 BALF、血清和肺组织中的水平均被 RosA 显著降低(图5-7 C~E)。同时，肺部 PAS 染色分析显示，RosA 缓解了 OVA 诱导的气道上皮中黏液分泌增加和杯状细胞增殖(图5-7 F)。此外，血清中总 IgE 的水平也被 RosA 显著抑制(图5-7 G)。更重要的是，通过升高超氧化物歧化酶(SOD)和谷胱甘肽(GSH)的水平，RosA 治疗显著改善了肺部氧化应激指标(图5-7 H)。

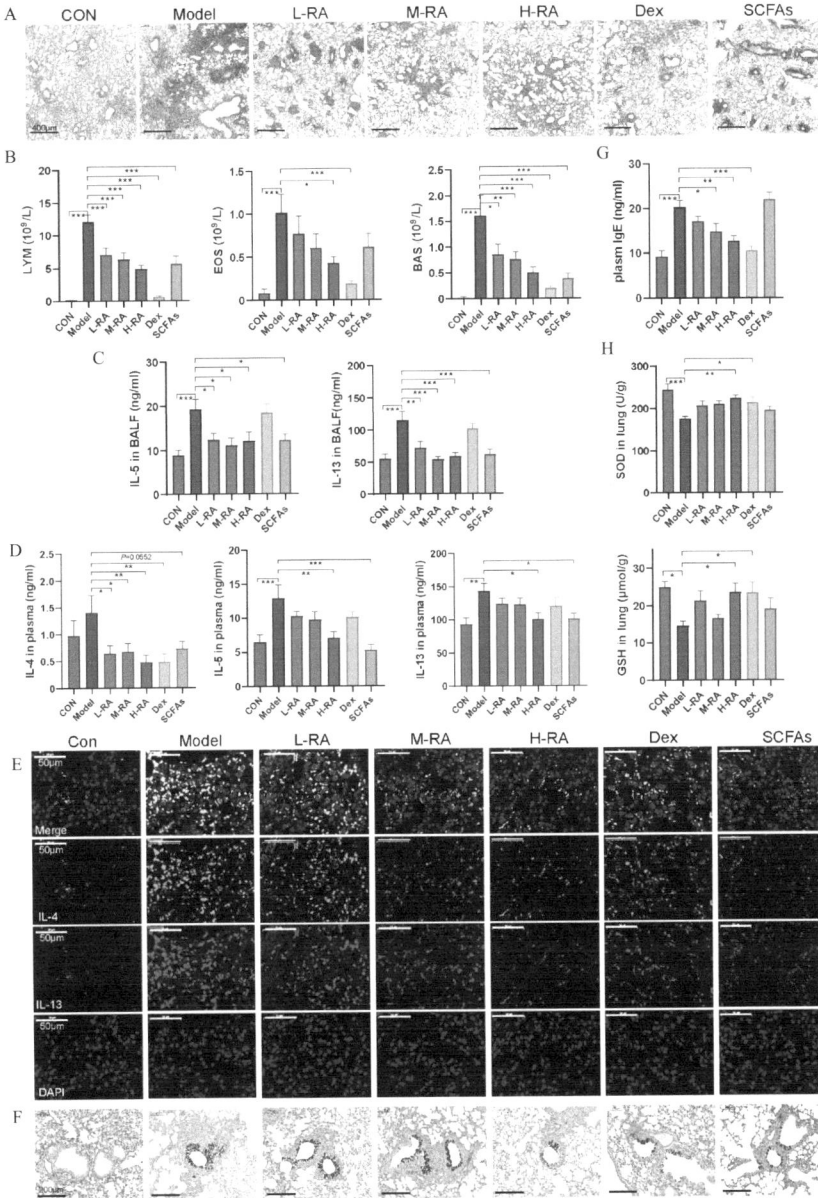

图 5-7　RosA 和 SCFA 缓解了由 OVA 引起的 BALB/c 小鼠哮喘状况

A：肺切片的 HE 染色（比例尺：400 μm）；B：支气管肺泡灌洗液（BALF）上清液中 LYM、BAS 和 EOS 的数量；C、D：通过 ELISA 分析检测 BALF 上清液中的 IL-4、IL-5 和 IL-13 水平（C）以及血浆中的水平（D）；E：肺组织中 IL-4（绿色）和 IL-13（红色）免疫荧光染色的代表性图像（比例尺：50 μm）；F：肺切片的 PAS 染色（比例尺：200 μm）；G：小鼠血浆中的 IgE 水平；H：小鼠肺组织中 SOD 和 GSH 的活性。

数据以平均值 ± 标准误差（SEM）表示（$n = 9 \sim 12$），$*P < 0.05$，$* * P < 0.01$，$* * * P < 0.001$（vs model）。

为了验证 RosA 的疗效是否与 SCFAs 相关，实验中将丙酸盐和丁酸盐的混合物腹腔注射给 OVA 小鼠。结果显示，SCFAs 治疗显著抑制了促炎因子水平和黏液分泌；然而，IgE 和氧化应激参数的改善并不明显。与 Dex 组相比，RosA 在降低 Th2 相关的 IL-4、IL-5 和 IL-13 水平方面效果更好，但对减少 IgE 和炎症浸润的影响较小。上述结果表明，RosA 通过减轻气道炎症、氧化应激和黏液分泌缓解了 OVA 诱导的哮喘，而 SCFAs 部分介导了 RosA 的抗哮喘作用。

作为一种重要的细菌来源代谢产物，SCFAs 需要通过肠道上皮细胞中的 SC-FA 转运蛋白(MCTs)进入血液循环，并最终抵达靶组织以发挥其功能，例如抑制过敏性炎症。有趣的是，在 RosA 处理后，肠腔中 SCFAs 显著上调了三种关键的 MCT 表达水平，这一结果与实验组小鼠血浆中 SCFA 水平升高的检测结果相吻合(与 OVA 诱导的哮喘模型小鼠相比)。因此，SCFA 的转运可以通过一种自我刺激的方式被放大，从而更高效地将具有药理活性的介质递送到靶器官。

尽管血浆中的 SCFAs 可以抑制过敏性炎症，但其快速代谢限制了其直接临床应用[9]。然而，非吸收性的 RosA(在口服给药下)可以持续促进产 SCFA 菌的丰度，导致血浆和组织中的 SCFA 水平更持久地升高。这种特性使 RosA 在过敏预防中具有更高的可靠性，并减少了产生药物耐受性或抵抗的可能性。

气道炎症是哮喘发病机制的关键。Th2 细胞和 2 型固有淋巴细胞(ILC2)分泌的炎性介质，包括 IL-4、IL-5 和 IL-13，在慢性过敏性气道疾病的确立中起关键作用。这些因子可以促进嗜酸性粒细胞的存活、黏液过度产生、支气管反应性高和 IgE 合成。其中，嗜酸性粒细胞向肺实质的浸润是过敏性哮喘的典型特征。

而 SCFAs，尤其是丁酸盐，已被证明可以通过改善嗜酸性粒细胞浸润、降低 2 型细胞因子水平，以及在体内外改善气道高反应性来缓解哮喘症状[10]。根据实验结果，我们发现与 OVA 小鼠相比，在 SCFAs 或 RosA 处理的小鼠中，IL-5 和 IL-13 的水平显著降低，嗜酸性粒细胞的数量也有所减少。这一观察表明了 SC-FAs 在 RosA 诱导的抑制肺部 Th2/ILC2 介导免疫反应中的重要性。

在过敏性哮喘中，过敏原刺激 B 细胞释放 IgE，并引发下游的气道过敏反应。此外，Th2 细胞分泌的 IL-4 促进了 B 细胞的活化及相关的 IgE 产生[11]。已有研究表明，在儿童哮喘中，血清 IgE 水平与丁酸盐产生菌的数量以及粪便中的丁酸盐水平呈负相关关系[12]。在本研究中，尽管 SCFAs 组中 IL-4 水平呈下降趋势，并且某些产 SCFA 细菌与血浆 IgE 水平之间存在显著的负相关关系(图 5-4C)，但接受 SCFAs 治疗后并未观察到 IgE 水平的显著降低。这表明单靠

SCFAs(或 Th2 介导机制)可能不足以充分抑制 B 细胞产生的 IgE。然而，抗原呈递细胞(APCs)，例如树突状细胞(DCs)，可能在 RosA 对 IgE 的抑制中起到了关键作用。因为在哮喘中，DCs 与 Th2 细胞协同作用，共同塑造了过敏性炎症反应[13]。

总体而言，在肠道中，由 RosA 诱导产生的 SCFAs 可以通过上调紧密连接蛋白的表达，保护上皮细胞，促进肠道免疫力，并改善肠功能。此外，SCFAs 还通过上调单羧酸转运体(MCTs)的表达，促进了从肠道到血液中的 SCFAs 运输。在肺组织中，由 RosA 诱导产生的 SCFAs 缓解了 Th2/ILC2 介导的免疫反应，并减少了嗜酸性粒细胞的浸润。此外，肺部中上调的 SCFAs 水平可能通过降低杯状细胞高敏性和黏液产生来改善支气管功能。

5.4 RosA 通过抑制肠道 LPS 的生成与转移减轻了 TLR4-NFκB 炎症信号通路

LPS 是由革兰氏阴性菌产生的一种内毒素，在由于 OVA 刺激导致肠屏障完整性受损的情况下，LPS 可从肠道转运至全身循环及远端肺部支气管上皮细胞，从而引发肠道和肺部炎症。如图 5-4 B 所示，几种 LPS 生成菌(如 Erysipelato-clostridium、Erysipelotrichaceae 和 Lachnoclostridium)的丰度降低，表明肠道内 LPS 的生物合成减少。此外，基于 16s rRNA 基因测序的预测结果也显示，LPS 及其相关蛋白的合成量显著下降(图 5-8 A)。紧密连接蛋白(如 OCLN 和 ZO-1)是维持肠屏障完整性的重要分子，在 OVA 刺激下，这两种蛋白的基因表达水平显著下调；而 RosA 则以剂量依赖性的方式显著逆转了这一现象(图 5-8 B、图 5-8 C)，表明 RosA 能够修复受损的肠道屏障。进一步分析发现，由于 OVA 刺激导致结肠和肺组织中 LPS 水平显著升高，而 RosA 处理则明显缓解了这种升高的趋势(图 5-8 D)。此外，通过线性相关分析发现，肠道内 LPS 的水平与预测的 LPS 生物合成量及其相关蛋白丰度呈正相关关系(图 5-8 E)。这些结果表明，RosA 不仅抑制了 LPS 的生成，还阻止了肠道内 LPS 向血液循环和肺组织的转运。

TLR4-NFκB 炎症信号通路是 LPS 诱导炎症反应的重要下游通路。当前研究结果显示，RosA 显著下调了结肠和肺组织中 TLR4 和 NFκB 的基因表达水平(图 5-8 F)，进一步证实了 RosA 对 LPS 引发的信号级联反应的抑制作用。最终，多种促炎因子(如 MCP-1、TNF-α 和 IL-1β)在血浆或肺组织中的水平均因 RosA 处理而显著降低(图 5-8 G)。此外，RosA 对肠道屏障修复和炎症抑制的效果与 Dex 组相当甚至更优。

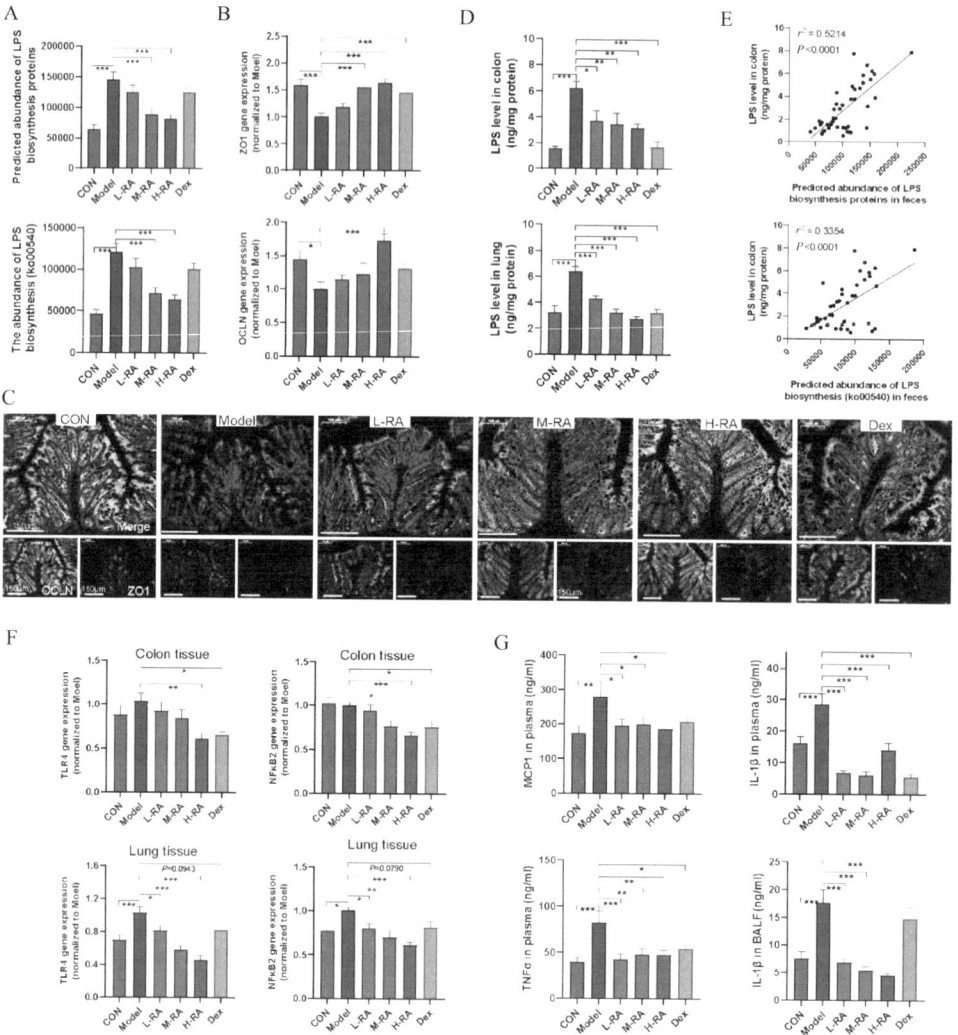

图 5-8　RosA 抑制了肠道内 LPS 的生成与转移

A：基于 16s rRNA 基因测序预测的 LPS 生物合成及其相关蛋白丰度；B：结肠组织中紧密连接蛋白 OCLN 和 ZO-1 的基因表达水平（qRT-PCR 检测）；C：结肠组织中 OCLN（绿色）和 ZO-1（红色）的免疫荧光染色图（比例尺：150 μm）；D：结肠组织（上）和肺组织（下）中的 LPS 水平；E：肠道内 LPS 水平与预测的 LPS 生物合成量之间的相关性分析；F：结肠组织（上）和肺组织（下）中 TLR4 和 NFκB 的基因表达水平（qRT-PCR 检测）；G：血浆或 BALF 中 MCP-1、TNF-α 和 IL-1β 的水平（ELISA 检测）。数据以均值 ± 标准误表示（$n=7\sim12$），$*P<0.05$，$**P<0.01$，$***P<0.001$。

脂多糖（LPS），也被称为内毒素，是一种由革兰氏阴性菌细胞膜衍生而来的内源性有毒物质，负责维持细菌细胞壁的组织和稳定性。尽管 LPS 嵌在细菌细胞壁中，但它会持续释放到宿主体内。作为一种病原体相关分子模式（PAMP），LPS 能够引发多种病理生理效应。

肠道微生物群中含有大量产生 LPS 的机会性革兰氏阴性菌，例如大肠杆菌（E. Coli）、红斑丹毒丝菌（Erysipelatoclostridium）和瘤胃球菌（Lachnoclostridium）。这些细菌已被报道与肥胖、脂肪肝、急性或慢性结肠炎以及支气管哮喘等多种疾病相关联[14]。肠道细菌产生的 LPS 在疾病的进展过程中起着重要作用。

在本研究中，我们观察到口服 RosA 治疗后，肠道中产生 LPS 的细菌及其相关的 LPS 生物合成显著减少，这表明 RosA 能够有效抑制肠道中 LPS 的生物合成。

正常情况下，肠道菌群产生的 LPS 很难进入血液循环，因为有由黏膜屏障和肠道紧密连接组成的保护性肠道屏障。一旦肠道屏障受损，LPS 可以通过肠上皮间隙进入血液，并通过血液扩散到其他组织。研究证明，患有支气管哮喘的患者上皮细胞通透性增加[14]。

本研究表明，OVA 诱导的哮喘明显破坏了肠道屏障功能，表现为肠道紧密连接蛋白（ZO-1 和 OCLN）的表达下调以及血浆 LPS 水平升高。这一过程可能通过释放促炎介质损害黏膜下免疫系统，从而加快上皮屏障的降解，并最终导致不良循环，导致肠道通透性增加。然而，使用 RosA 治疗通过上调 ZO-1 和 OCLN 的表达改善了受损的肠道屏障功能，并逆转了血浆 LPS 水平的升高。有趣的是，RosA 对肠道屏障的保护作用可归因于肠道 SCFAs 水平的增加，这也是 RosA 与肠道菌群相互作用的关键机制之一。

此外，据报道，在食物过敏中也观察到了肠道通透性的增加，这使得更多的肠道食物过敏原进入体内。因此，RosA 通过恢复肠道屏障功能可能对食物过敏及其相关的气道高反应性有益，这一点值得进一步研究证实。

LPS 是急性或慢性肺损伤及其相关炎症反应的关键驱动因素。它还在糖皮质激素抵抗性哮喘的下气道中增加[15]。吸入 LPS 气溶胶通过激活 TLR4-NFκB 通路，引发一系列促炎介质（如 TNF 和 IL-1β）的释放，从而加重肺部炎症反应。此外，LPS 刺激的中性粒细胞会增加嗜酸性粒细胞的跨基底膜迁移，即使在缺乏趋化因子（如 Th2 型细胞因子 IL-5 或 GM-CSF）的情况下，这种迁移也会导致哮喘恶化。因此，抑制 LPS 在血液和肺组织之间的转运可能是一种有效的预防哮喘策略。本研究中观察到，RosA 治疗后，LPS 转运被抑制，这可能是由于 RosA 对血管扩张剂（主要是 5-羟色胺）的抑制作用，降低了血管通透性，并进一步减轻了 OVA 诱导的肺部和气道炎症反应[16]。

ROS 在气道上皮介导的感觉、固有免疫和适应性免疫应答的发展、气道重塑和高反应性中起着核心作用[17]。浸润免疫细胞(特别是嗜酸性粒细胞和中性粒细胞)引起的 ROS 过度生成，以及随之而来的抗氧化反应受损，导致哮喘中氧化应激产生，造成 DNA、蛋白质、脂质和其他细胞分子损伤[18]。

本研究发现，RosA 可以减轻 OVA 诱导哮喘小鼠的氧化应激，但这种效果在抗生素干预后减弱，提示肠道菌群的参与。然而，SCFAs 的给予并未表现出抗氧化活性[19]。因此，我们推测 RosA 对肺组织中氧化应激的抑制作用是由于肺部 LPS 水平的降低，因为 LPS 可以促进氧化应激，并且被认为是肺损伤的主要风险因素之一。尽管如此，Nrf2 通路是否参与了 RosA 的抗氧化效应仍需在未来研究中被进一步阐明。

综上所述，我们证明了 RosA 不仅可以减少肠道中 LPS 的合成，还可以通过增强肠道和血管屏障功能，抑制 LPS 从肠道到血液以及从血液到肺部的转运。这种肺组织中 LPS 水平的降低，进一步减轻了 OVA 诱导哮喘中的肺部炎症反应、嗜酸性粒细胞跨基底膜迁移和氧化应激。

5.5 RosA 诱导的肠道 5-羟色胺(5-HT)合成抑制及其相关的 5-HT/5HETE/TXB2 代谢网络调节

由于 RosA 的生物利用度有限，基于可吸收的 RosA 作为活性成分的传统药理学研究正面临困境。因此，在本研究中，我们采用了非靶向和靶向代谢组学相结合的方法，揭示 RosA 抗哮喘机制的新见解。

为了发现受 RosA 影响的哮喘小鼠代谢网络，我们基于超高效液相色谱高分辨率质谱(UPLC-HRMS)，对所有实验组收集的肺组织进行了非靶向代谢组学分析。从 14000 个采集到的峰中鉴定出超过 2000 种代谢物。通过 t 检验或偏最小二乘判别分析(PLS-DA)，统计分析鉴定了 78 种差异代谢物，用于进一步的通路富集分析。如图 5-9 A 所示，RosA 干预影响的主要通路包括类脂分子(LMs)代谢[包括花生四烯酸(ARA)、亚麻酸和亚油酸(LA)]以及氨基酸(AAs)代谢。

为了探究 RosA 对脂肪酸(LFA)代谢网络的影响，我们对肺组织中 134 种由花生四烯酸(ARA)、亚麻酸和亚油酸(LA)衍生的脂质介质进行了定量分析。从生物样本中检测到 31 种脂质介质(表 S3)。如图 5-9 B、图 5-9 C 所示，RosA 处理在血清和肺组织中均诱导了脂质代谢紊乱的逆转调节，支持了非靶向代谢组学的结果。进一步的统计分析确定了 12 种在肺组织中显著变化的脂质介质

(其中 4 种是 LA 代谢物, 8 种是 ARA 代谢物)($P \leqslant 0.05$, 图 5-9 D)。随后, 我们重点关注 TXB2 和 5HETE, 这两种脂质介质被鉴定为参与抗哮喘作用的最重要代谢物。如图 5-9 所示, 哮喘建模后, TXB2 和 5HETE 均显著增加; 然而, 在 RosA 处理后, 观察到剂量依赖性的逆转调节。

对于氨基酸(AAs)代谢网络, 我们对 58 种与 AAs 相关的代谢物进行了定量分析。与 CON 组相比, 哮喘小鼠中有 4 种代谢物发生了显著变化($FC \geqslant 2$ 且 $P \leqslant 0.05$)。如图 5-9 E 所示, 在 OVA 刺激下, 血清素(5-羟色胺)、同型瓜氨酸和精氨琥珀酸显著上调; 然而, 5-羟色胺前体(5-HTP)却显著下调。皮尔逊相关性分析表明, 5-HT 与其他三种化合物高度相关(图 5-9 F)。进一步的定量结果发现, OVA 刺激显著提高了血清中 5-HT 的水平; 然而, RosA 处理剂量依赖性地逆转了这一变化(图 5-9 G)。同时, 5-HT 前体(5-HTP)和产物(5-HIAA)在 RosA 干预后均显著增加。此外, H-RosA 组与 Dex 干预组对 5-HT/5HETE/TXB2 的调节作用相似, 进一步证明了这三种代谢物在 RosA 治疗哮喘中的重要性。

众所周知, 体内约 95% 的 5-HT 是由肠道的嗜铬细胞(EC 细胞)合成和分泌的。因此, 对肠道 5-HT 合成的影响可能导致血清中 5-HT 浓度的变化。为了验证 RosA 对肠道 5-HT 合成的调节作用, 我们测量了肠道中的 5-HT 水平(图 5-9 G)。结果显示, RosA 干预剂量依赖性地降低了肠道中的 5-HT 水平, 表明 EC 细胞中 5-HT 的合成和分泌被抑制。进一步的皮尔逊相关性分析发现, 显著受影响的 AAs 代谢物与 LFA 之间存在显著相关性(图 5-9 H), 提示 5-HT 可能影响脂质介质的代谢。

然而, 短链脂肪酸(SCFA)干预并未对 5-HT/5HETE/TXB2 相关的代谢网络产生显著影响。这表明 RosA 干预诱导了独立于 SCFA 的 5-HT/5HETE/TXB2 调节作用。

为了进一步确认肠道菌群代谢产物在 RosA 诱导的过敏性哮喘缓解中的参与作用, 我们将预先用广谱抗生素处理过的哮喘小鼠分别与模型组小鼠和 RosA 处理组小鼠进行共笼饲养(以获得供体小鼠的肠道菌群)。结果表明, 与模型组共笼饲养的小鼠(Co-Model)相比, 与 RosA 组共笼饲养的小鼠(Co-RosA)显著缓解了肺部组织病理变化和气道周围炎症细胞的积聚(图 5-10 A)。PAS 染色结果显示, Co-RosA 小鼠有效抑制了杯状细胞增殖和黏液分泌(图 5-10 B)。此外, 我们发现 Co-RosA 小鼠中, 多种炎性细胞以及与哮喘相关的 IL-4、IL-5、IL-13 细胞因子的水平显著降低(图 5-10 C 、图 5-10 D)。血浆 IgE 水平在与

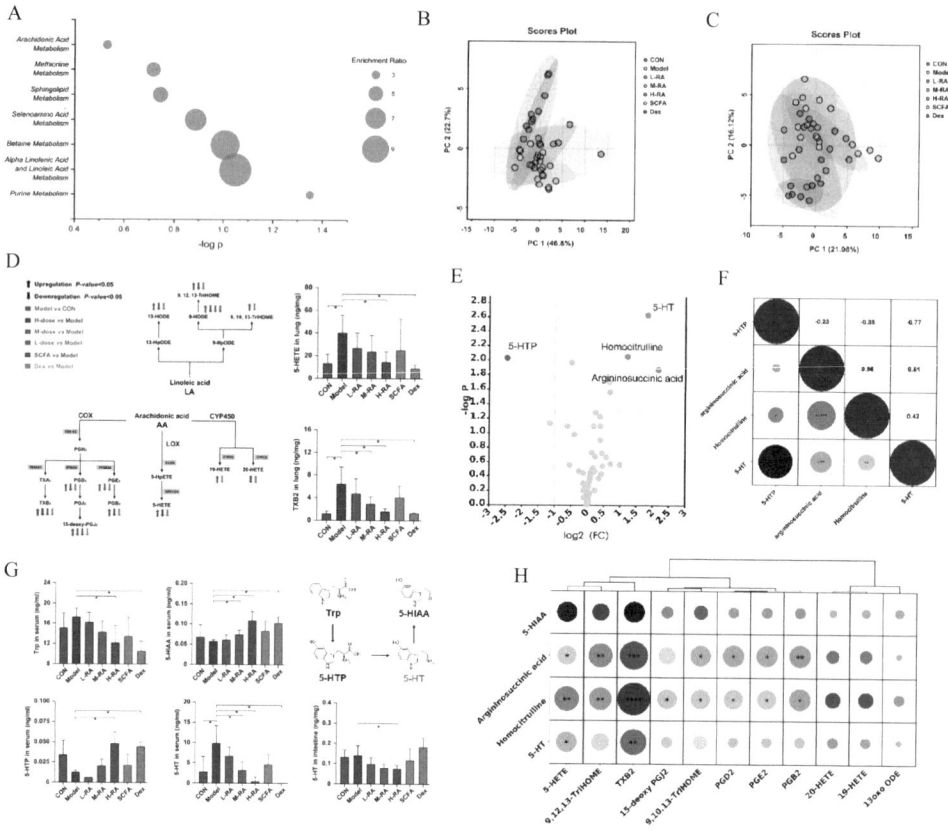

图 5-9　代谢组学分析

A：受 RosA 影响最显著的 7 个代谢网络；B、C：血清和肺组织中脂质介质(LMs)的主成分分析(PCA)；D：肺组织中脂质介质(LMs)的定量分析；E：血清中氨基酸(AAs)的火山图分析(模型组 vs.对照组)；F：受显著影响的 4 种氨基酸代谢物的皮尔逊相关性分析；G：血清和肠道中 5-羟色胺(5-HT)代谢相关代谢物的定量分析；H：受显著影响的氨基酸与脂质介质之间的皮尔逊相关性分析。数据以均值 ± 标准误差表示(n=6～10)，＊P<0.05。

RosA 组共笼饲养后也显著下降(图 5-10 E)。这些结果表明，RosA 对哮喘的治疗效果可以通过共笼饲养传播，证明肠道菌群在 RosA 抗哮喘作用中起重要作用。

　　此外，我们通过测量血浆 LPS 浓度和紧密连接蛋白的表达来评估肠道屏障完整性。如图 5-10 F 和图 5-10 G 所示，Co-RosA 小鼠表现出较低的 LPS 转位和更高的 ZO-1 和 OCLN 蛋白表达水平。进一步发现，在与 RosA 处理组小鼠共笼饲养后，几种粪便 SCFA 水平以及结肠 MCT 的相应表达均上调(图 5-10 H、图5-10 I)。据报道，来自孢子形成细菌的代谢产物(如胆酸、脱氧胆酸)可以显著提高 EC 中 5-HT 的水平[8]。本研究结果显示，与 Co-Model 组相比，Co-RosA 处理显著降低了粪便胆酸水平，提示抑制了肠道中 5-HT 的合成(图 5-10 J)。

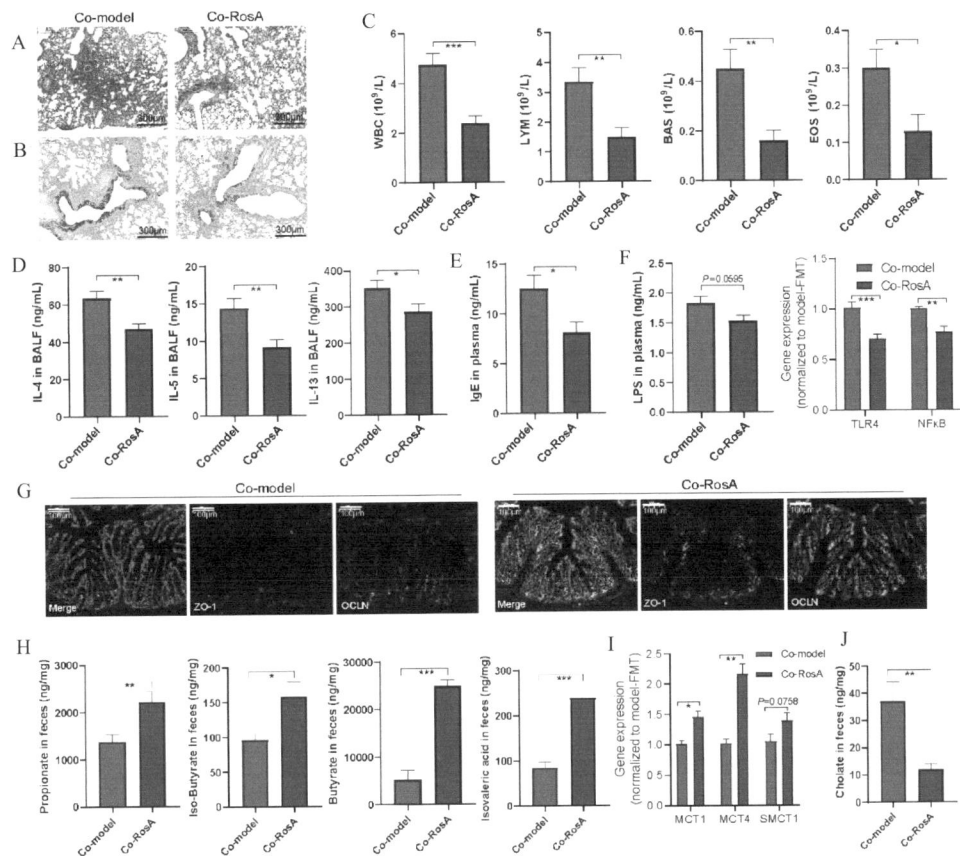

图 5-10　共笼饲养再现了 RosA 对改善哮喘的作用

　　预先用广谱抗生素处理过的哮喘小鼠与模型组小鼠和 RosA 处理组小鼠进行共笼饲养。A-B：肺切片的 HE (A) 和 PAS (B) 染色(比例尺：300 μm)。C：BALF 上清液中 WBC、LYM、BAS 和 EOS 的数量。D：BALF 上清液中 IL-4、IL-5 和 IL-13 的水平。E：小鼠血浆中的 IgE 水平。F：血浆 LPS 水平(左)和肺组织中 TLR4 和 NFκB 的基因表达。G：结肠组织中 OCLN (绿色) 和 ZO-1 (红色) 的免疫荧光染色代表性图像(比例尺：100 μm)。H：粪便 SCFA(丙酸、异丁酸、丁酸、异戊酸)的水平，采用气相色谱-质谱联用法 (GC-MS) 测定。I：肠道 MCTs(MCT1、MCT4、SMCT1)的表达，采用实时定量反转录聚合酶链反应 (qRT-PCR) 测定。J：共笼饲养小鼠粪便胆酸水平。数据以均值 ± 标准误差表示($n=6\sim10$)，$*P<0.05$，$**P<0.01$，$***P<0.001$。

　　哮喘患者的血浆中 5-HT 水平升高，且吸入 5-HT 会引发患者支气管收缩。这是由于 5-HT 可以通过刺激支气管平滑肌细胞中的前膜 5-羟色胺 3 型受体(5-HT3 受体)和 5-羟色胺 4 型受体(5-HT4 受体)，从而在体外起到促进胆碱能收缩的作用[20]。因此，降低血浆和肺组织中 5-HT 的水平可以直接抑制哮喘患者的支气管收缩症状。

根据之前的研究表明，结肠嗜铬细胞（ECs）是外周产生 5-HT 的主要来源。肠道菌群（主要是孢子形成菌）释放的代谢产物能够促进 ECs 中的 5-HT 生物合成[8]。由 ECs 产生的 5-HT 随后被释放至黏膜、腔内，并进入血液循环，从而引发生理或病理生理功能。

在本研究中，经 RosA 处理后，肠道菌群相关的 5-HT 产生水平下调。能够促进 ECs 中 5-HT 生物合成的粪便代谢物水平也有所下降。此外，在抑制 ECs 中 5-HT 生物合成的同时，血清和肺组织中的 5-HT 浓度显著降低[21]。因此，我们认为由此引发的 5-HT 介导的血管扩张和支气管收缩作用也随之被抑制（如在卵蛋白诱导的哮喘小鼠模型中所证实）。

在哮喘中，免疫系统会对环境物质产生病理性反应并生成 IgE。过敏原的急性暴露也被证明会增加过敏性哮喘患者气道中的 IgE 水平[22]。在 Th2 细胞和 2 型固有淋巴样细胞（ILC2）释放的细胞因子（如 IL-4、IL-5 和 IL-13）的促进下，以及树突状细胞（DCs）等抗原呈递细胞的帮助下，IgE 几乎完全由 B 细胞合成[7]。随后，IgE 会与表达 IgE 受体的细胞结合，并对环境过敏原做出反应。在哮喘中，嗜碱性粒细胞是介导 IgE 相关速发型超敏反应的核心细胞[23]。

在这项研究中，RosA 诱导的血清 5-HT 水平降低可能会影响其他代谢相关通路，包括脂质介质或必需脂肪酸（AAs）的代谢。通过多不饱和脂肪酸（PUFA）过氧化生成的脂质介质，被认为是炎症和免疫调节过程中的关键因素。研究显示，5-HT 水平的降低可以减少两种脂质介质（5HETE 和 TXA2）的生物合成，这可能有助于缓解肺组织中 IgE 介导的急性过敏反应[24]。

TXA2 是一种由花生四烯酸（AA）衍生而来的短效脂质介质，其稳定的代谢物 TXB2 可以用来指示 TXA2 浓度。据报道，TXA2 在 B 细胞发育的早期阶段起着关键作用。较低水平的 TXA2 可能导致 B 细胞数量减少以及 IgE 浓度降低。伴随 IgE 浓度下降，嗜碱性粒细胞活化被抑制，从而分泌更少的血管舒张剂（如 5-HT 和组胺）。此外，较低的 TXA2 水平也可能有助于改善抗原诱导的支气管收缩。

作为 AA（通过 5-LOX 途径）的重要代谢物，据报道 5HETE 参与了促过敏过程。较低的 5HETE 水平可以减少抗原诱导的人嗜碱性粒细胞组胺释放[25]。5HETE 水平降低也可能通过减少组胺释放，减轻 IgE 在过敏反应中的活性。此外，在哮喘情况下，降低 5HETE 水平还可以抑制气道黏液生成[26]。

在本研究中，RosA 能够稳定地降低肠道和血浆中的 5-HT 水平。5-HT 水平的降低与支气管收缩的改善直接相关。此外，5-HT 水平水平下降还改变了 PUFA 过氧化过程(如 TXA2 和 5HETE 的合成)，这可能有助于缓解 IgE 介导的急性过敏反应。因此，RosA 通过调节 5-HT 代谢途径的激活模式，能够直接改善哮喘症状。

5.6 RosA 以肠道菌群为节点调控多个内源性生理过程从而发挥抗哮喘药效

我们之前的研究证明，SXCF 具有抗哮喘作用。通过网络药理学，我们确定了与抗哮喘作用最相关的化合物为甲基迷迭香酸、咖啡酸和 RosA。RosA 占 SXCF 提取物总量的 3%~5%，是 SXCF 抗哮喘作用中最重要的活性成分。

口服给药后，RosA 在很大程度上保留在胃肠道内，且其与肠道菌群的相互作用被认为是 RosA 抗过敏机制的关键因素。这一假设通过抗生素治疗得到了验证——抗生素处理逆转了/部分逆转了 RosA 的抗哮喘或抗免疫能力，并且让伪无菌小鼠(OVA 小鼠)与接受 RosA 处理的小鼠共笼饲养后，显著缓解了哮喘症状。

作为关键信号分子，我们发现 5-HT、SCFAs 和 LPS 通过肠—肺轴深度参与了 RosA 的重要药理活性的建立(图 5-11)。本研究首次揭示了口服 RosA 的抗哮喘机制主要通过肠道菌群代谢产物(5-HT、SCFAs 和 LPS)介导，这些物质作为肠—肺轴中的信号分子发挥作用。与经典的单靶点药物不同，RosA 的作用模式是通过激活多个互补但部分重叠/交织的通路，产生协同效应，从而实现其安全、有效且可靠的药效。这使得 RosA 成为替代糖皮质激素用于哮喘预防甚至过敏性哮喘以外治疗的理想候选药物。

5-HT、SCFAs 和 LPS 作为信号分子，在通过肠道—肺轴建立 RosA 抗哮喘效应中起重要作用。详细来说，RosA 减少了由芽孢形成细菌产生的代谢物(主要是胆汁酸)，从而抑制了 5-HT 的生物合成，进而抑制了 5-HT 介导的支气管收缩和血管舒张。此外，降低的 5-HT 水平通过改变脂质介质(主要是 TXA2 和 5HETE)的代谢，抑制了 IgE 的释放和黏液的生成。除此之外，RosA 增加了本地益生菌的数量及其相关 SCEAs 的合成，这反过来促进了肠道紧密连接蛋白(如 ZO-1 和 OCLN)的表达，从而改善了整体肠道健康。此外，SCEAs 上调了肠道中单羧酸转运体(MCTs，包括 MCT1、SMCT1 和 MCT4)的表达[27,28]，从而提高了其全身递送效率，进一步减少了由 Th2/ILC2 介导的炎症反应、IgE 生成、嗜酸性粒细胞浸润及黏液分泌。此外，RosA 抑制了本地病原菌及其相 LPS 的产生和易位，从而降低了 TLR4-NFκB 介导的肺部炎症和氧化应激。

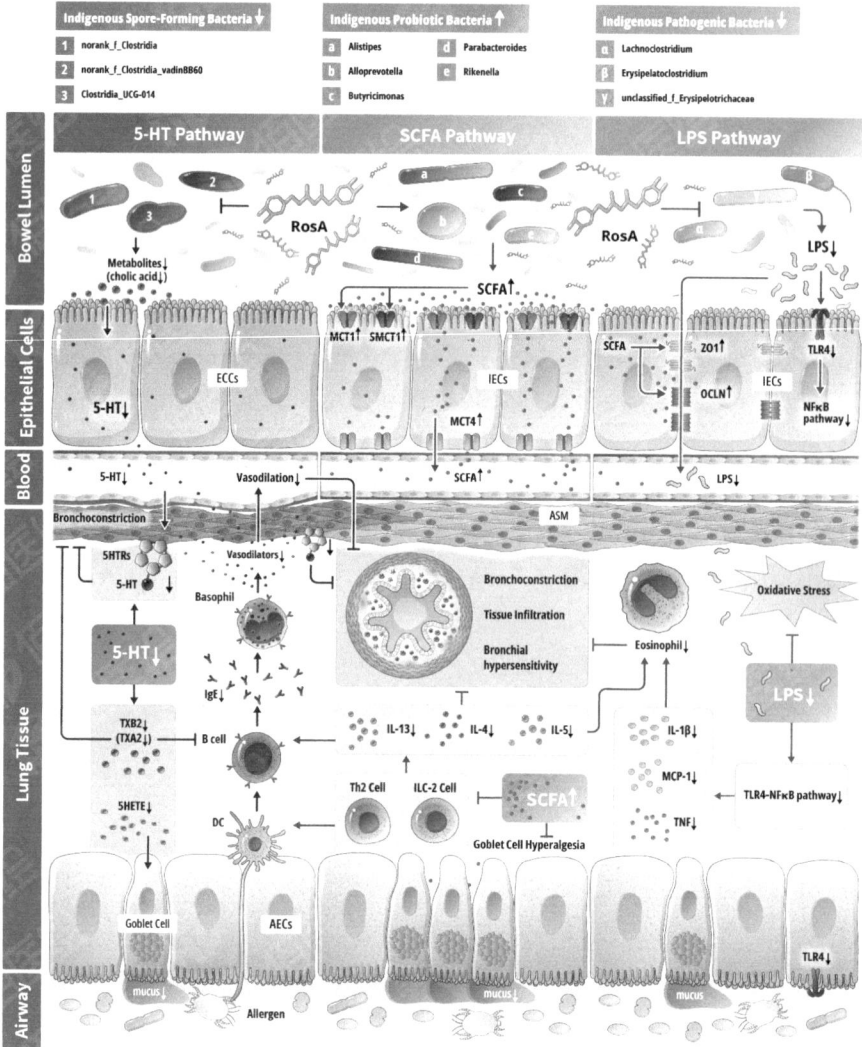

图 5-11　通过肠道—肺轴抗哮喘作用机制的 RosA 示意图

5.7　单药成云–RosA 的体内"药物云"

为了更好地理解 RosA 在抗哮喘治疗中的综合效果，我们引入了"药物云"这一概念[29]，通过两个维度来展示其完整的治疗谱系(图 5-12)。这两个维度分别是针对哮喘症状的"直接疗效"(包括支气管收缩、IgE 生成和黏液产生)以及针对哮喘根本原因的"背景疗效"(包括肺部炎症、氧化应激和肠道屏障损伤)。

RosA 通过调节 5-HT 代谢途径,证明了其在缓解哮喘症状方面的直接有效性。具体来说,RosA 减少了由孢子形成菌产生的代谢物(主要是胆酸),从而抑制了 5-HT 的生物合成。这进一步抑制了 5-HT 介导的支气管收缩和血管扩张,减少了炎症细胞向组织内的浸润。此外,通过调节多不饱和脂肪酸(PUFA)代谢途径,RosA 降低了 TXA2 和 5HETE 的水平,从而减少了 IgE 的释放和黏液的生成。

与 5-HT 途径相比,RosA 对 SCFAs 和 LPS 的调控作用更多地体现在针对哮喘根本原因(而非单纯缓解症状)方面。具体而言,RosA 增加了由细菌产生的 SCFAs 代谢物,这反过来促进了肠道紧密连接蛋白(ZO-1 和 OCLN)的表达,从而改善了整体肠道健康状况。此外,SCFAs 上调了肠道 MCTs 的表达水平,提高了其在全身范围内的传递效率。进一步地,SCFAs 的增加抑制了 Th2/ILC2 介导的炎症反应,减少了嗜酸性粒细胞的浸润,并间接抑制了杯状细胞增殖和黏液生成。RosA 还通过抑制由细菌产生的 LPS 的生成和转运,减轻了 TLR4-NFκB 介导的肺部炎症反应,降低了氧化应激水平。这种背景疗效可能是 RosA 能够解决持续性炎症(这是包括哮喘在内的多种疾病的主要诱因)的关键所在[30]。

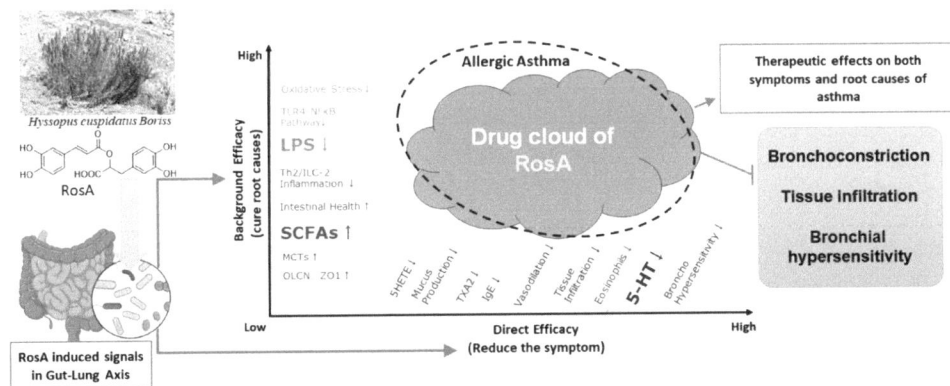

图 5-12　RosA 通过肠道菌群调控体内药物云抗哮喘机制

参考文献:

[1]ALAGAWANY M. Rosmarinic acid:modes of action, medicinal values and health benefits[J]. Animal Health Research Reviews, 2017, 18(2):167-176.

[2]ZHANG M. Rosmarinic acid protects mice from imiquimod induced psoriasis-like skin le-

sions by inhibiting the IL−23/Th17 axis via regulating Jak2/Stat3 signaling pathway[J]. Phytother Res, 2021, 35(8): 4526−4537.

[3]SANBONGI C. Rosmarinic acid in perilla extract inhibits allergic inflammation induced by mite allergen, in a mouse model[J]. Clin Exp Allergy, 2004, 34(6): 971−7.

[4]KELM MA. Antioxidant and cyclooxygenase inhibitory phenolic compounds from Ocimum sanctum Linn[J]. Phytomedicine, 2000, 7(1): 7−13.

[5]BLAŽEVIĆ T. Short Chain (≤C4) Esterification Increases Bioavailability of Rosmarinic Acid and Its Potency to Inhibit Vascular Smooth Muscle Cell Proliferation[J]. Front Pharmacol, 2020, 11: 609756.

[6]HITL M. Rosmarinic Acid − Human Pharmacokinetics and Health Benefits[J]. Planta Med, 2021, 87(4): 273−282.

[7]YIP W. Butyrate Shapes Immune Cell Fate and Function in Allergic Asthma. [J] Front Immunol, 2021, 12: 628453.

[8]YANO J M. Indigenous Bacteria from the Gut Microbiota Regulate Host Serotonin Biosynthesis[J]. Cell, 2015, 161(2): 264−276.

[9]DANIEL P. Pharmacokinetic study of butyric acid administered in vivo as sodium and arginine butyrate salts[J]. Clinica Chimica Acta, 1989, 181(3): 255−263.

[10]THEILER A. Butyrate ameliorates allergic airway inflammation by limiting eosinophil trafficking and survival[J]. Journal of Allergy and Clinical Immunology, 2019, 144(3): 764−776.

[11]LIN Y J. Immune Metabolism of IL−4−Activated B Cells and Th2 Cells in the Context of Allergic Diseases[J]. Front Immunol, 2021, 12: 790658.

[12]CHIU C. Y. Gut microbial−derived butyrate is inversely associated with IgE responses to allergens in childhood asthma[J]. Pediatr Allergy Immunol, 2019, 30(7): 689−697.

[13]KIM B. Fundamental role of dendritic cells in inducing Th2 responses[J]. Korean J Intern Med, 2018, 33(3): 483−489.

[14]NIEWIEM M. Grzybowska−Chlebowczyk, Intestinal Barrier Permeability in Allergic Diseases[J]. Nutrients, 2022, 14(9): 8−9.

[15]NAKAGOME K. Involvement and Possible Role of Eosinophils in Asthma Exacerbation [J]. Front Immunol, 2018, 9: 2220.

[16]WU Z. Study effect of probiotics and prebiotics on treatment of OVA−LPS−induced of allergic asthma inflammation and pneumonia by regulating the TLR4/NF−kB signaling pathway[J]. J Transl Med, 2022, 20(1): 130.

[17]MICHAELOUDES C. Molecular mechanisms of oxidative stress in asthma[J]. Molecular Aspects of Medicine, 2022, 85: 101027.

[18]LIU K. PM2.5 Exposure and asthma development: the key role of oxidative stress[J].

Oxid Med Cell Longev, 2022, 2022: 3618808.

[19]SUL O. Quercetin Prevents LPS-Induced Oxidative Stress and Inflammation by Modulating NOX2/ROS/NF-kB in Lung Epithelial Cells[J]. Molecules, 2021, 26(22): 6949.

[20]DUPONT L. The effects of 5-HT on cholinergic contraction in human airways in vitro[J]. Eur Respir J, 1999, 14(3): 642-649.

[21]CALAMA E. Vasodilator and vasoconstrictor responses induced by 5-hydroxytryptamine in the in situ blood autoperfused hindquarters of the anaesthetized rat[J]. Naunyn Schmiedebergs Arch Pharmacol, 2002, 366(2): 110-116.

[22]OLIVERIA J P. Regulatory and IgE(+) B Cells in Allergic Asthma[J]. Methods Mol Biol, 2021, 2270: 375-418.

[23]MACGLASHAN D W. IgE-dependent signaling as a therapeutic target for allergies[J]. Trends in Pharmacological Sciences, 2012, 33(9): 502-509.

[24]TAKAMI M. Correlative alteration of thromboxane a2 with antigen-induced bronchoconstriction and the role of platelets as a source of txa2 synthesis in guinea pigs: effect of dp-1904, an inhibitor of thromboxane synthetase[J]. Pharmacological Research, 1998, 38(2): 133-139.

[25]PETERS S P. The modulation of human basophil histamine release by products of the 5-lipoxygenase pathway[J]. J Immunol, 1982, 129(2): 797-803.

[26]STENSON W F. Augmentation of IgE-mediated release of histamine by 5-hydroxyeicosatetraenoic acid and 12-hydroxyeicosatetraenoic acid[J]. Biochemical and Biophysical Research Communications, 1980, 96(3): 1045-1052.

[27]GUO H. Microbiota-derived short-chain fatty acids mediate the effects of dengzhan shengmai in ameliorating cerebral ischemia via the gut – brain axis[J]. Journal of Ethnopharmacology, 2023, 306: 116-158.

[28]QUEIRÓS O. Butyrate activates the monocarboxylate transporter MCT4 expression in breast cancer cells and enhances the antitumor activity of 3-bromopyruvate. [J] Journal of Bioenergetics and Biomembranes, 2012, 44(1): 141-153.

[29]KONG W J. Berberine in the treatment of metabolism-related chronic diseases: A drug cloud (dCloud) effect to target multifactorial disorders[J]. Pharmacol Ther, 2020, 209: 107496-107498.

[30]BESSA J. Altered subcellular localization of IL-33 leads to non-resolving lethal inflammation[J]. J Autoimmun, 2014, 55: 33-41.

后　记

中药物质组成复杂，起效机制多样，而哮喘又是一类成因、过程尚不完全清晰的免疫疾病。妄想通过一本几万字的小册子就将硬尖神香草抗哮喘的机制说个子丑寅卯，无异于异想天开。我们写这本小册子的初衷仅仅是对我们此前一段时间研究的总结，一方面梳理之前工作的脉络，对现有的结果、结论翻出来晒一晒，自评对错、得失，看看哪些东西敢写敢说，哪些东西得藏得遮，从而梳理下一步的研究方向与策略，既是查缺补漏，也是温故知新；另一方面是把自己在研究过程中一直思考和困扰自己的几个问题拎出来仔细聊一聊，虽未见得有多大的学术意义，但好歹可以给同侪们提供些参考。

1. 物质组成重构研究的重要性

在我们最早的研究中，硬尖神香草提取物大面积定性、定量工作存在方法学上的困难。因此，我们通常会倾向于选择丰度较高的主要化合物开展研究，事实上这也是大部分中药研究的策略。但我们应注意到的是，中药不同于复方药物，已有大量的研究表明，中药的药效并不仅仅依赖入血移行成分，而是一个更为复杂和宏观的调控过程整体起效，单纯依据"量效关系"选择高丰度化合物开展研究存在一定的风险。特别是考虑到中药中大部分活性成分生物利用度偏低，入血浓度优先，这一选择方式可能对研究产生不小的干扰。硬尖神香草由于其物质分布相对"平均"，并不存在真正意义上的主要物质。因此，是我们探索一种更为宏观的中药认识模式的理想模型。

基于硬尖神香草提取物的物质重构、哮喘核心靶点的网络药理学研究，以及硬尖神香草干预哮喘模型鼠代谢组学表征等数据的整理，我们发现不同的物质在药效机制中所起到的作用是各有侧重的，单一化合物仅能说明其复杂机制的某一个或有限几个侧面，因此在开展中药药效机制研究之前，进行系统性的物质组成重构的重要性亦不言自明。在本书中主要讨论了迷迭香酸的抗哮喘机制作用，以及与硬尖神香草提取物在模型动物内源性代谢过程调控上的异同。此外，我们也关注到仍有大量的化合物在靶点、通路尚也是有所侧重，我们正在开展相关的工作，相信在不久的未来就可以与各位读者进行更进一步的交流探讨。

2. 物质基础研究对于分析方法创新的依赖

硬尖神香草物质基础的重构是本书所讨论的重点也是相关研究的重要锚点，但是我们并未对物质鉴定的方法开展详细的探讨。一方面是我们将在相关论文中对有关数据库的构建工作进行细致讨论，另一方面亦是心存顾虑，作为一个分析化学专业的科研工作者，我固然认识到数据库的重要性，但不可否认这一部分工作在分析方法学方面缺乏创新性。我们构建的数据库虽已堪堪可用，但我们充分认识到现有版本数据库仍不可避免存在一些局限。首先，现有数据库是通过与对照品质谱、色谱行为的比对开展化合物定性，只能开展已知化合物的鉴定；其次，现有数据库高度依赖实体对照品，这在一定程度上限制了数据库容量进一步扩大的可行性；最后，液质数据与部署设备之间关系密切，几乎是一对一绑定，这一特性限制了中药数据库在不同实验室间的通用性。

以上问题是现阶段限制我们进一步提升中药物质重构比例的最主要障碍。而以上问题的解决都需要寄望于新型分析技术突破或在这一领域的创新型应用。基于对相关领域的了解，我们认为计算机技术，特别是大模型训练模式的颠覆，和质谱技术，主要是多级质谱技术的突破，可能是破局的关键。我们实验室作为一间有机质谱实验室也将在相关方面继续进行探索，真诚希望有相关研究背景和兴趣的课题组能够一起合作、共同攻关。

3. 最终药效物质的思考

正如我们在迷迭香酸一章最后部分写道"单药成云"，迷迭香酸一个化合物在我们的研究中化身多角，分别在不同的地方起到了不同的作用，共同构成了其抗哮喘的完整药效机制。这是一个很有意思的现象，实际上中药大部分活性物质的生物利用度都相对比较低，这一现象在酚酸、黄酮等物质体现更为集中。但矛盾的是，这些活性物质又都有着明显的药效。据此我们大胆提出一个假设，部分活性物质入血以药物—靶点相互作用模式体现出来的仅仅是其药效的一部分，而其他的药效机制很可能依赖于药物与生命体不同部分相互作用的次级代谢产物。这其中既包括了大家所熟知的药物—肠道菌群相互作用的结果，以短链脂肪酸、胆汁酸等为代表；也包括了药物—肠道相互作用的结果，以 LPS 等为代表；还包括药物—生命体相互作用的结果，以血清素、前列腺素、谷胱甘肽等为代表。当然还可能有别的环节，在这里我们就不一一赘述。这意味着中药的最终药效物质不仅仅是中药活性物质及其代谢物，很有可能还囊括由于活性物质所引起的体内各部分、各器官、各系统的各类代谢过程所产生新的代谢物质以及浓度发生显著变化的代谢物。由此构成体内药效物质云，其中不同化合物各司其职，在不同通路、不同器官相互协调，构成了完整的药效机制。这或许就是中药神奇药效与独有魅力的所在。

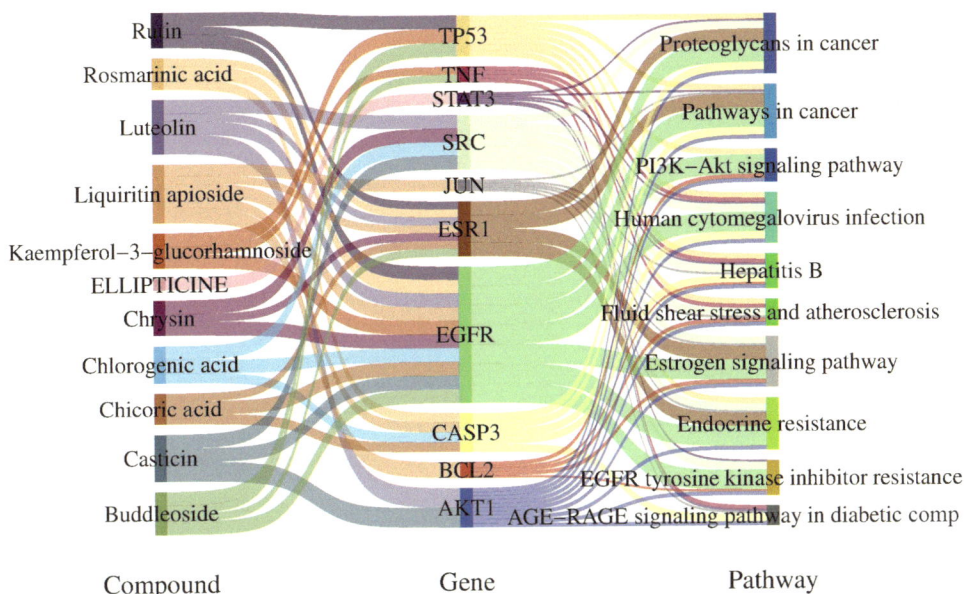

图 3-6　神香草治疗哮喘成分—靶点—通路网络

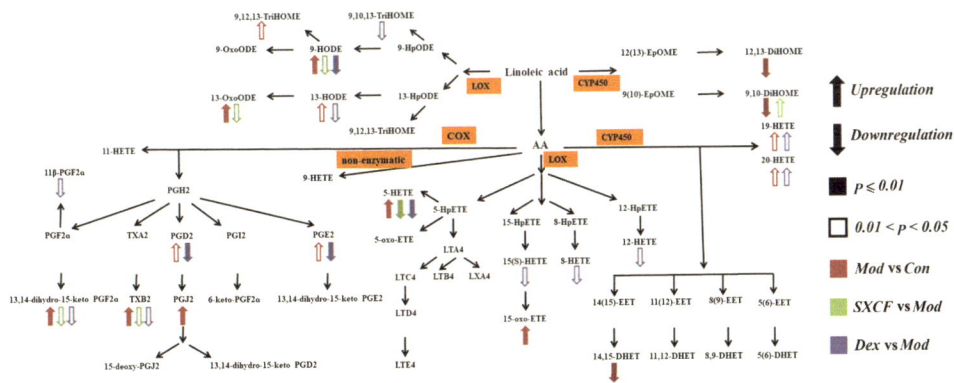

图 4-8　生物样本中检测到的 LMs 及其代谢途径

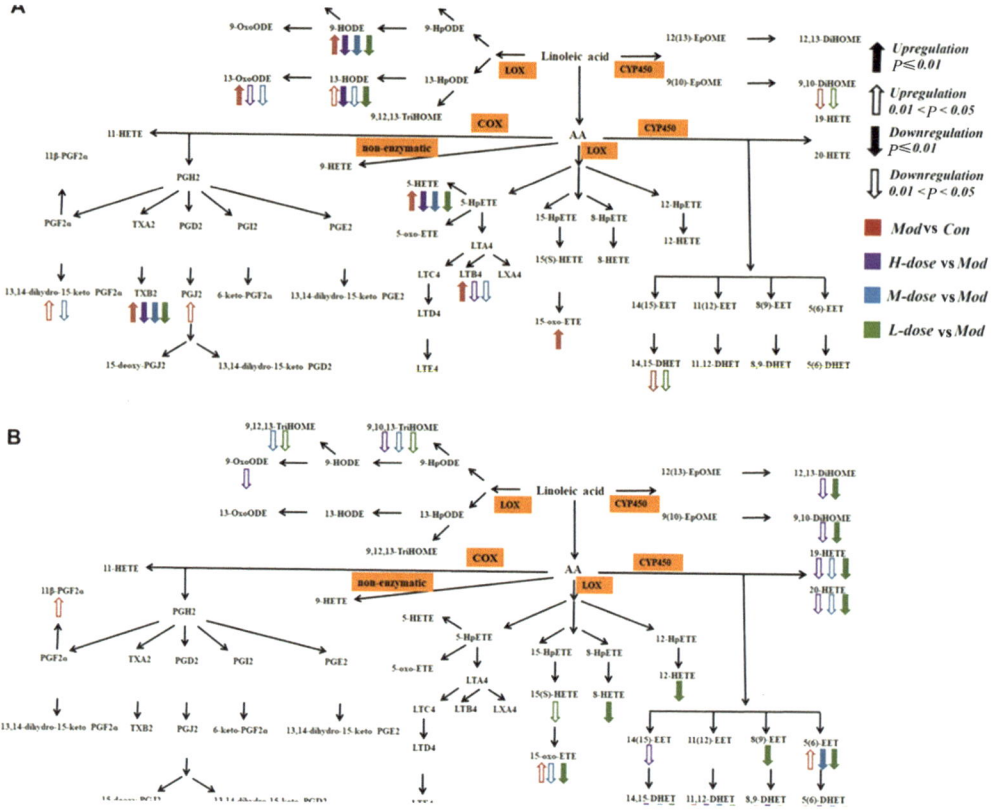

图 4-13　LMs 代谢网络调控

A：肺组织中 LMs；B：血清中 LMs。

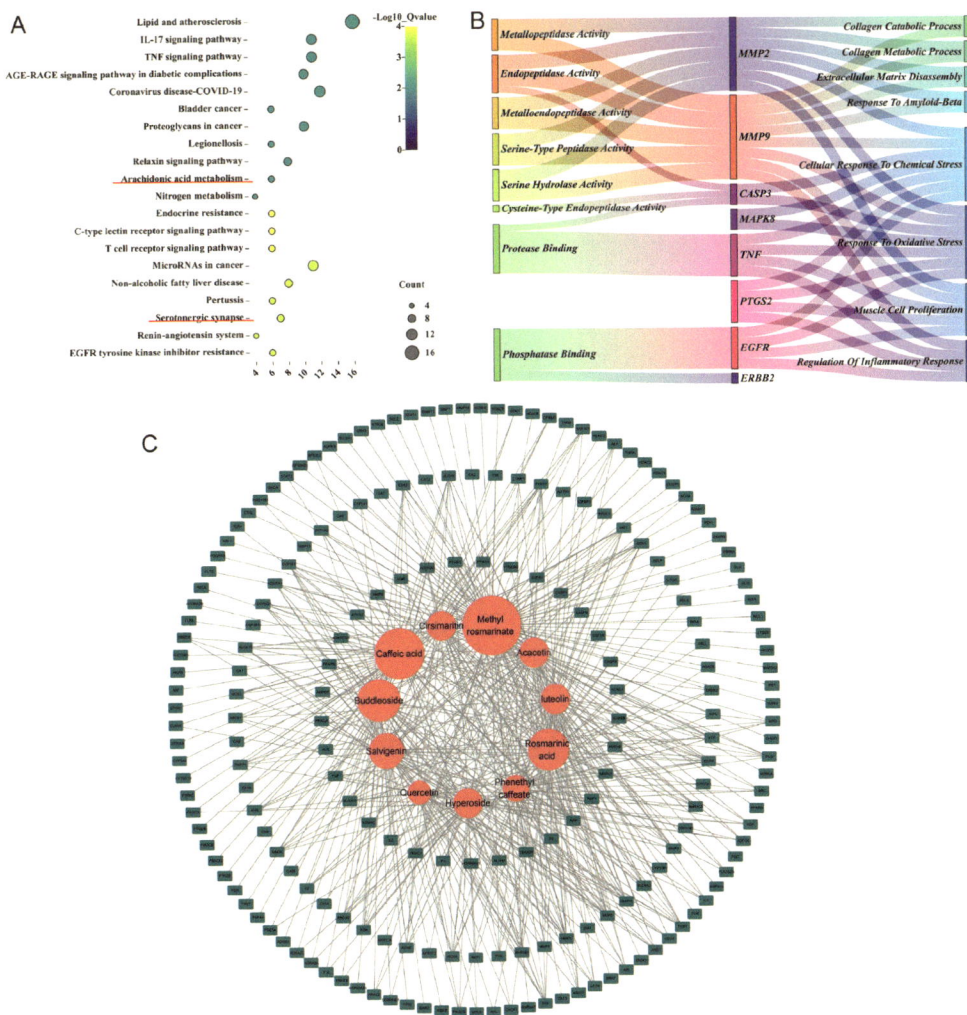

图 5-1　网络药理学分析

A：19个显著富集的 KEGG 通路分析结果，显示潜在靶点基因涉及的信号
传导途径和代谢途径；B：生物过程-靶点基因-分子功能网络；
C：化合物（成分）-靶点网络。

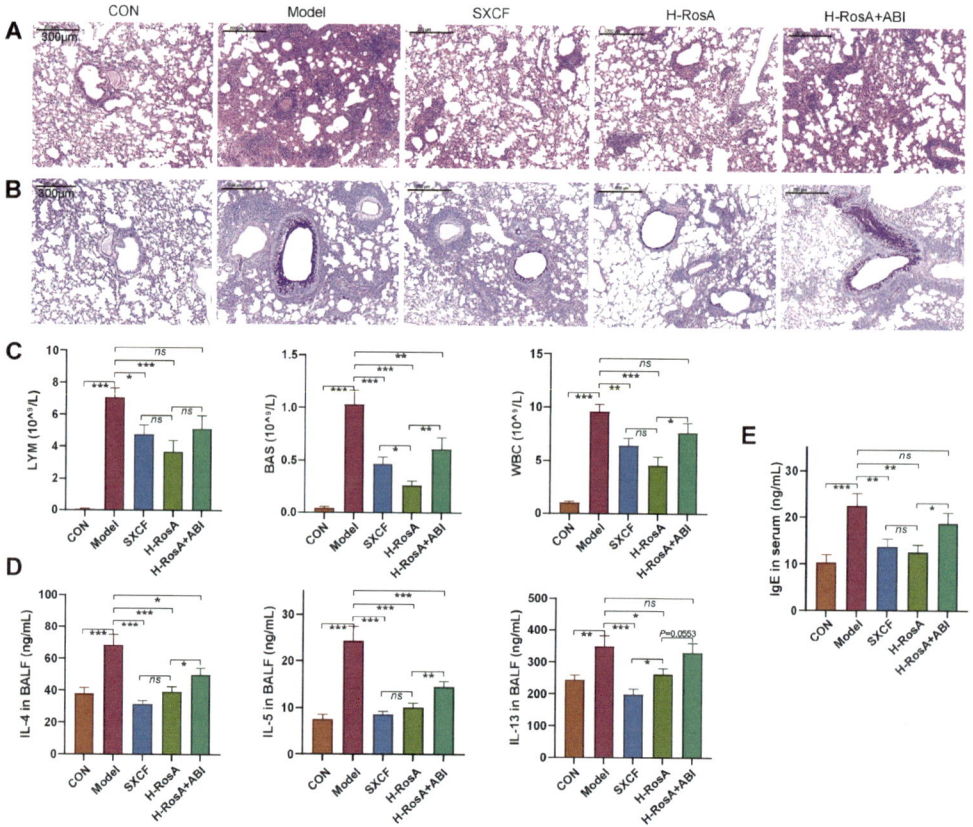

图 5-3　SXCF 与 RosA 在缓解过敏性哮喘及肠道菌群参与中的比较

A、B：肺切片的 HE（A）和 PAS（B）染色（比例尺：300 μm）；C：支气管肺泡灌洗液中白细胞、淋巴细胞和嗜碱性粒细胞的数量；D：支气管肺泡灌洗液上清液中 IL-4、IL-5 和 IL-13 的水平；E：小鼠血浆中的 IgE 水平。数据以均值±标准误差表示（n=8~10），$^{*}P<0.05$，$^{**}P<0.01$，$^{***}P<0.001$。

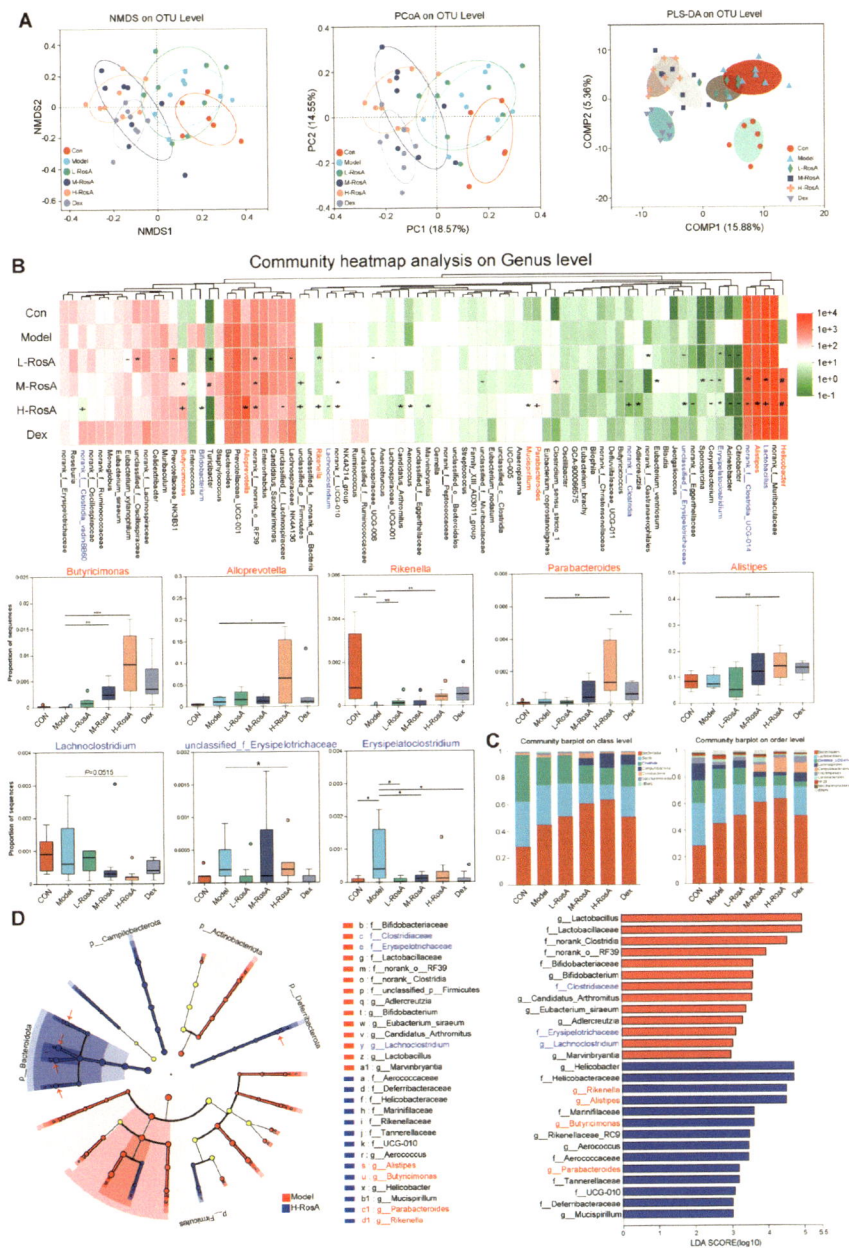

图 5-4　RosA 对哮喘小鼠肠道菌群的调节作用

A：基于 NMDS（非度量多维尺度分析）、PCoA（主坐标分析）和 PLS-DA（偏最小二乘判别分析）评分图的微生物群落分析；B：80 种差异最大的属水平分类单元的热图分析（上），以及几种关键肠道菌群的定量分析（下）；C：肠道菌群在纲（左）和目（右）水平上的群落丰度分布；D：用于识别模型组与高剂量 RosA 组之间关键富集细菌的 LEfSe（线性判别分析效应大小）分析（左），以及线性判别分析（LDA）得分（右）。数据以中位数（P25，P75）表示。显著性差异用克瓦氏单向方差分析（Kruskal-Wallis H）检验确定：*P<0.05，**P<0.01，***P<0.001。

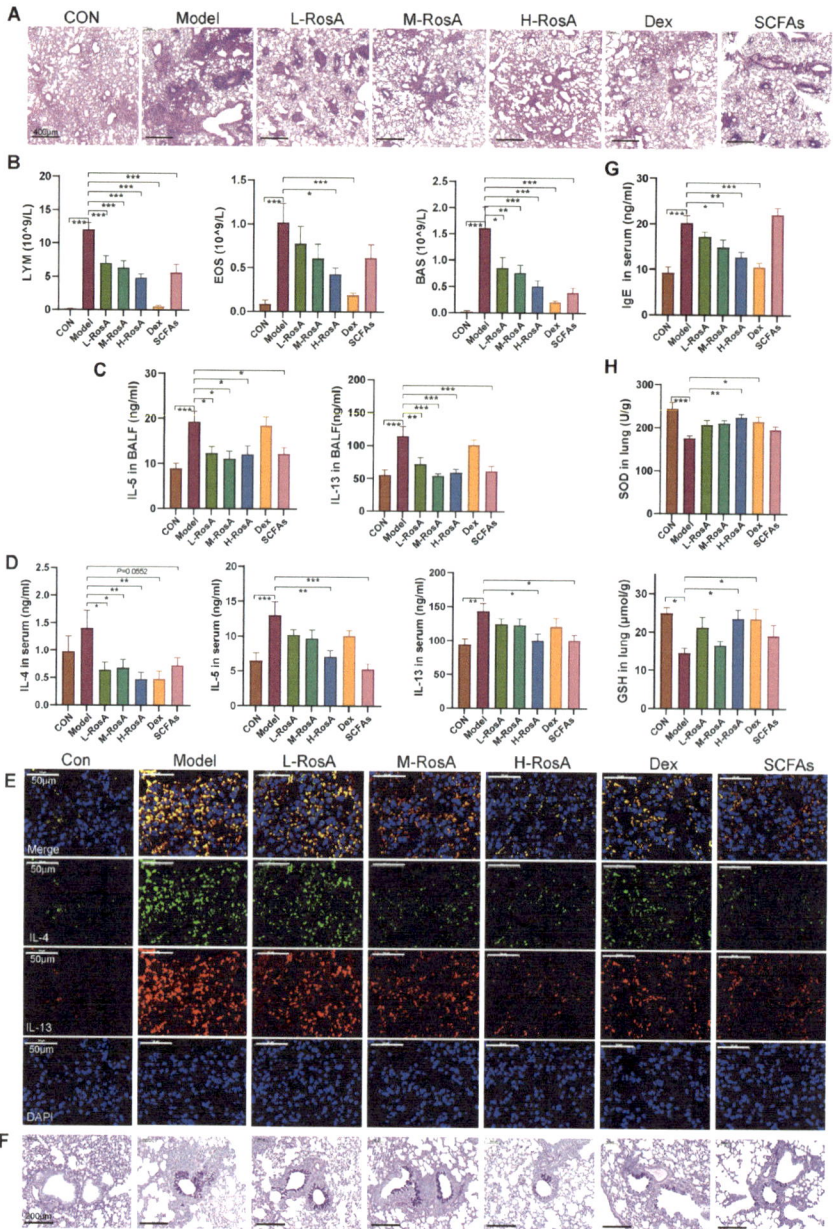

图 5-7　RosA 和 SCFA 缓解了由 OVA 引起的 BALB/c 小鼠哮喘状况

A：肺切片的 HE 染色（比例尺：400 μm）；B：支气管肺泡灌洗液 (BALF) 上清液中 LYM、BAS 和 EOS 的数量；C-D：通过 ELISA 分析检测 BALF 上清液中的 IL-4、IL-5 和 IL-13 水平（C）以及血浆中的水平（D）；E：肺组织中 IL-4（绿色）和 IL-13（红色）免疫荧光染色的代表性图像（比例尺：50 μm）；F：肺切片的 PAS 染色（比例尺：200 μm），G：小鼠血浆中的 IgE 水平；H：小鼠肺组织中 SOD 和 GSH 的活性。数据以平均值±标准误差（SEM）表示（n=9~12），*P<0.05，**P<0.01，***P<0.001（vs. model）。

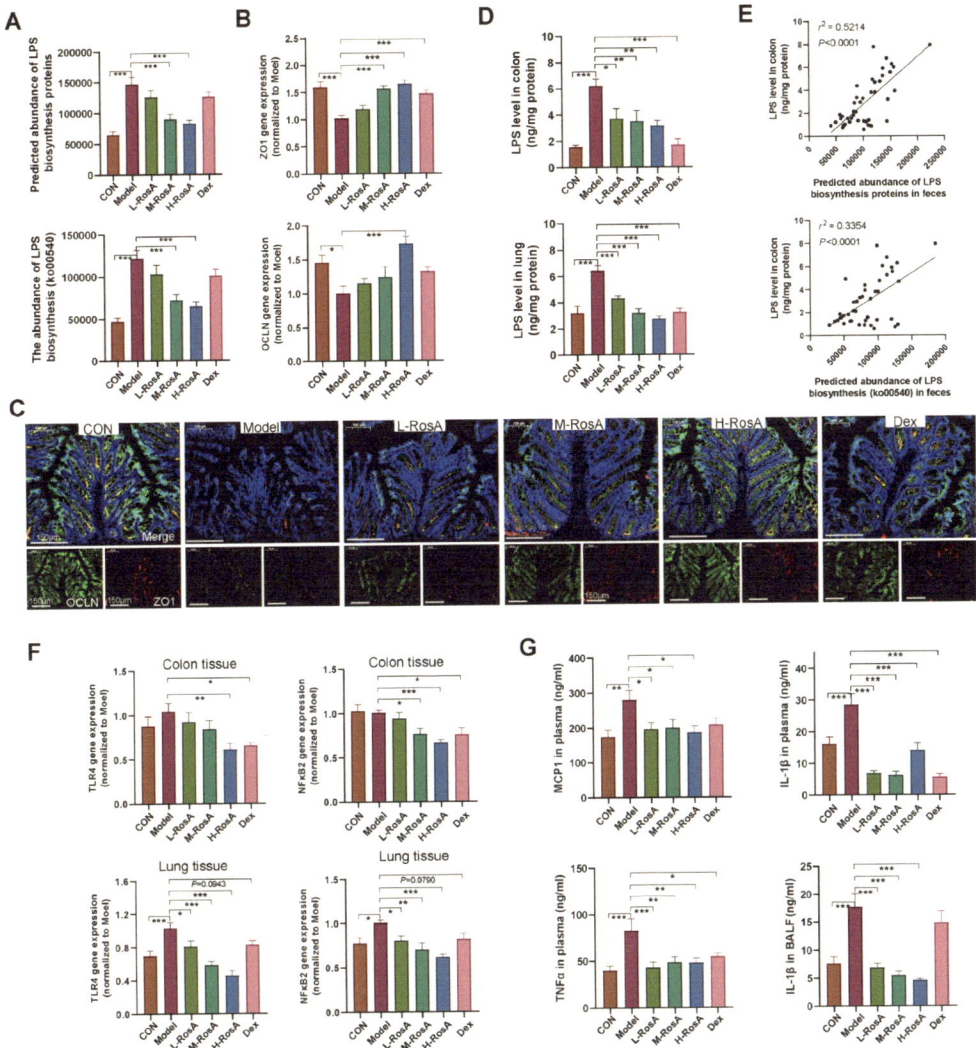

图 5-8 RosA 抑制了肠道内 LPS 的生成与转移

A：基于 16s rRNA 基因测序预测的 LPS 生物合成及其相关蛋白丰度；B：结肠组织中紧密连接蛋白 OCLN 和 ZO-1 的基因表达水平（qRT-PCR 检测）；C：结肠组织中 OCLN（绿色）和 ZO-1（红色）的免疫荧光染色图（比例尺：150 μm）；D：结肠组织（上）和肺组织（下）中的 LPS 水平；E：肠道内 LPS 水平与预测的 LPS 生物合成量之间的相关性分析；F：结肠组织（上）和肺组织（下）中 TLR4 和 NFκB 的基因表达水平（qRT-PCR 检测）；G：血浆或 BALF 中 MCP-1、TNF-α 和 IL-1β 的水平（ELISA 检测）。数据以均值±标准误表示（$n=7\sim2$），$^{*}P<0.05$，$^{**}P<0.01$，$^{***}P<0.001$。

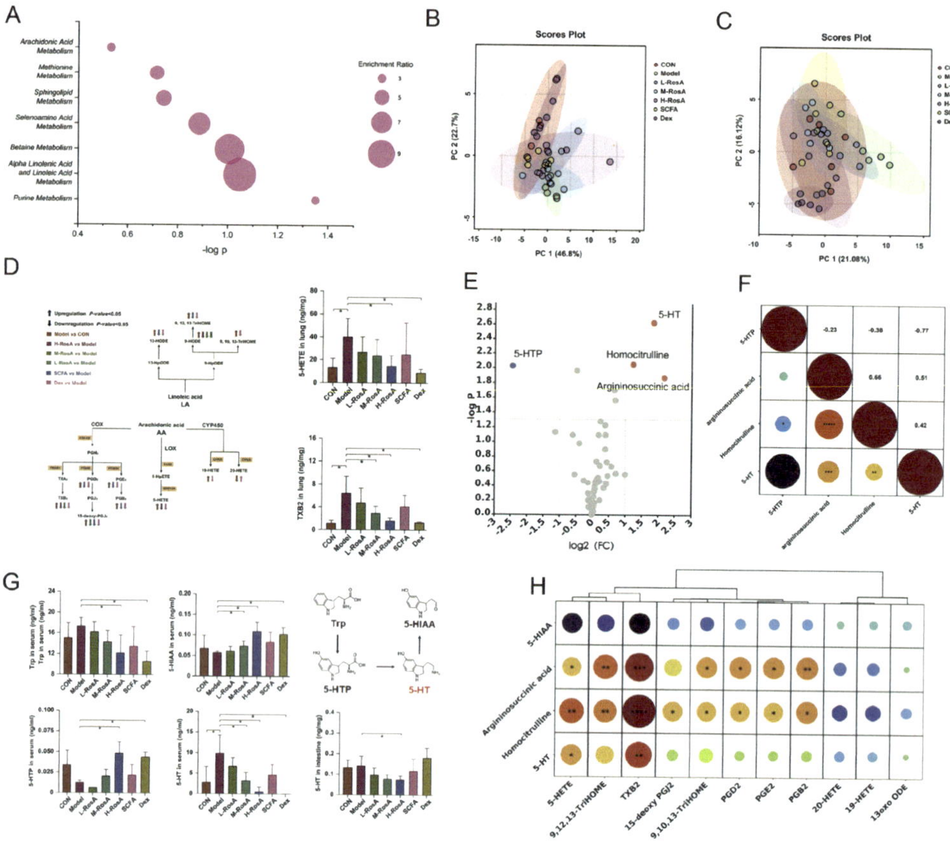

图 5-9 代谢组学分析

A：受 RosA 影响最显著的 7 个代谢网络；B-C：血清和肺组织中脂质介质（LMs）的主成分分析（PCA）；D：肺组织中脂质介质（LMs）的定量分析；E：血清中氨基酸（AAs）的火山图分析（模型组 vs. 对照组）；F：受显著影响的 4 种氨基酸代谢物的皮尔逊相关性分析；G：血清和肠道中 5- 羟色胺（5-HT）代谢相关代谢物的定量分析。H: 受显著影响的氨基酸与脂质介质之间的皮尔逊相关性分析。数据以均值 ± 标准误差表示（n=6~10），*P<0.05。

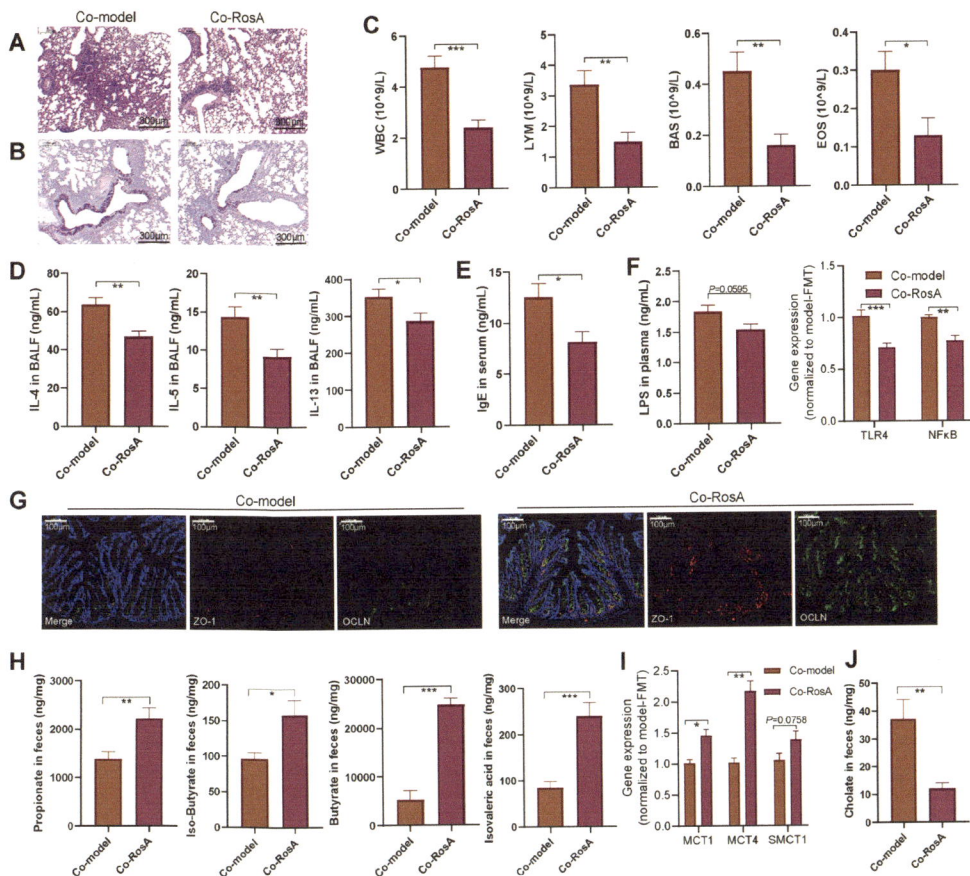

图 5-10 共笼饲养再现了 RosA 对改善哮喘的作用

预先用广谱抗生素处理过的哮喘小鼠与模型组小鼠和 RosA 处理组小鼠进行共笼饲养。A-B: 肺切片的 HE(A) 和 PAS(B) 染色（比例尺：300 μm）；C: BALF 上清液中 WBC、LYM、BAS 和 EOS 的数量；D: BALF 上清液中 IL-4、IL-5 和 IL-13 的水平；E: 小鼠血浆中的 IgE 水平；F: 血浆 LPS 水平（左）和肺组织中 TLR4 和 NFκB 的基因表达；G: 结肠组织中 OCLN（绿色）和 ZO-1（红色）的免疫荧光染色代表性图像（比例尺：100 μm）；H: 粪便 SCFA（丙酸、异丁酸、丁酸、异戊酸）的水平，采用气相色谱—质谱联用法（GC-MS）测定；I: 肠道 MCTs（MCT1、MCT4、SMCT1）的表达，采用实时定量反转录聚合酶链反应（qRT-PCR）测定；J: 共笼饲养小鼠粪便胆酸水平。数据以均值±标准误差表示（n=6~10），*P<0.05，**P<0.01，***P<0.001。

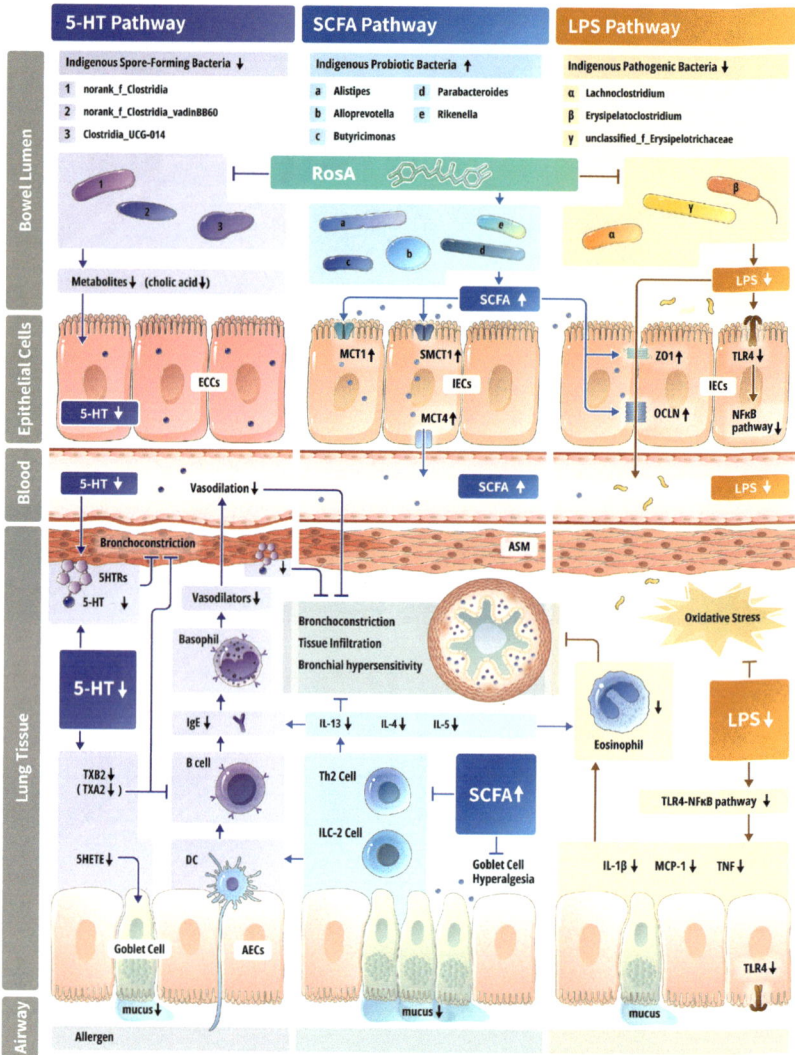

图 5-11　通过肠道—肺轴抗哮喘作用机制的 RosA 示意图

5-HT、SCFAs 和 LPS 作为信号分子，在通过肠道——肺轴建立 RosA 抗哮喘效应中起重要作用。详细来说，RosA 减少了由芽孢形成细菌产生的代谢物（主要是胆汁酸），从而抑制了 5-HT 的生物合成，进而抑制了 5-HT 介导的支气管收缩和血管舒张。此外，降低的 5-HT 水平通过改变脂质介质（主要是 TXA2 和 5HETE）的代谢，抑制了 IgE 的释放和黏液的生成。除此之外，RosA 增加了本地益生菌的数量及其相关 SCFAs 的合成，这反过来促进了肠道紧密连接蛋白（如 ZO-1 和 OCLN）的表达，从而改善了整体肠道健康。此外，SCFAs 上调了肠道中单羧酸转运体（MCTs，包括 MCT1、SMCT1 和 MCT4）的表达，从而提高了其全身递送效率，进一步减少了由 Th2/ILC2 介导的炎症反应、IgE 生成、嗜酸性粒细胞浸润及黏液分泌。此外，RosA 抑制了本地病原菌及其相关 LPS 的产生和易位，从而降低了 TLR4-NFκB 介导的肺部炎症和氧化应激。